Around the World In 80 Word Search Puzzles

Travel Word Search, Large Print

Published by Wordsmith Publishing

Dear Puzzler,

Thank you for purchasing this book.

We hope that you will enjoy the challenge of solving these wordsearch puzzles.

If you enjoy the book, please consider leaving a review on this book's product page where you purchased it. Your feedback is very important to us and it helps others who are also searching for this type of product.

Thank you again for your support.

Sincerely,

Wordsmith Publishing

You may also enjoy these other books which are available:

- Word Search Bible Puzzle Book: Genesis in Large Print NIV
- Word Search Bible Puzzle Book: Illustrated Edition Large Print KJV
- Word Search Bible Puzzle Book: Book of Proverbs in Large Print NIV
- Word Search Bible Puzzle Book: Psalms and Hymns in Large Print KJV
- Bible Word Search: 40 KJV Psalms and 40 Hymns in Large Print for Adults
- Word Search Bible Puzzle Book: Book of Revelation in Large Print NIV
- Word Search: Christmas Song Edition 80 Word Search Puzzles Large Print
- Pandemic Word Search: 80 Puzzles For Adults In Lockdown

Table of Contents

How to Play

Each Word Search puzzle consists of a grid comprised of various letters. At the bottom of the page is a list of words which are hidden within the grid. The objective is to find all the words, below is an example. The words run in different directions:

- Up
- Down
- Forwards
- Backwards
- Diagonally

Enjoy and have fun!

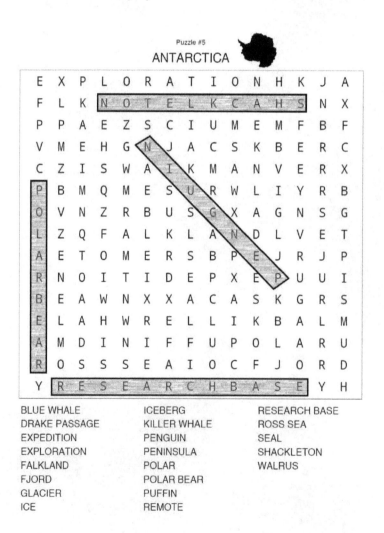

Puzzle #5
ANTARCTICA

E	X	P	L	O	R	A	T	I	O	N	H	K	J	A
F	L	K	N	O	T	E	L	K	C	A	H	S	N	X
P	P	A	E	Z	S	C	I	U	M	E	M	F	B	F
V	M	E	H	G	N	J	A	C	S	K	B	E	R	C
C	Z	I	S	W	A	I	K	M	A	N	V	E	R	X
P	B	M	Q	M	E	S	U	R	W	L	I	Y	R	B
O	V	N	Z	R	B	U	S	G	X	A	G	N	S	G
L	Z	Q	F	A	L	K	L	A	N	D	L	V	E	T
A	E	T	O	M	E	R	S	B	P	E	J	R	J	P
R	N	O	I	T	I	D	E	P	X	E	P	U	U	I
B	E	A	W	N	X	X	A	C	A	S	K	G	R	S
E	L	A	H	W	R	E	L	L	I	K	B	A	L	M
A	M	D	I	N	I	F	F	U	P	O	L	A	R	U
R	O	S	S	E	A	I	O	C	F	J	O	R	D
Y	R	E	S	E	A	R	C	H	B	A	S	E	Y	H

BLUE WHALE	ICEBERG	RESEARCH BASE
DRAKE PASSAGE	KILLER WHALE	ROSS SEA
EXPEDITION	PENGUIN	SEAL
EXPLORATION	PENINSULA	SHACKLETON
FALKLAND	POLAR	WALRUS
FJORD	POLAR BEAR	
GLACIER	PUFFIN	
ICE	REMOTE	

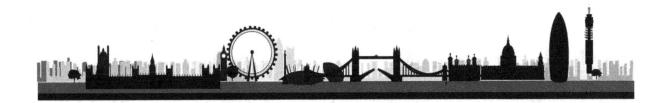

Travel
Word Search

SOUTH AMERICA

```
U  R  U  G  U  A  Y  N  Q  A  D  O  I  A  A
Y  U  A  C  E  E  V  A  T  B  G  O  L  Z  Q
I  F  R  E  N  C  H  G  U  I  A  N  A  Z  K
Q  V  G  A  P  E  R  U  X  G  G  N  A  G  O
X  J  E  L  I  H  C  A  E  Q  A  V  R  M  K
W  Y  N  N  G  B  L  U  Y  H  V  R  M  F  N
H  L  T  S  E  S  M  O  A  R  S  C  A  C  B
A  V  I  Y  U  Z  C  O  F  D  M  A  O  P  O
E  N  N  Z  K  R  U  Q  L  A  O  U  D  Q  L
L  Q  A  Z  A  M  I  E  Z  O  Q  R  W  B  I
K  Z  I  Y  K  R  Q  N  L  A  C  E  M  S  V
P  I  A  X  U  D  B  B  A  A  K  Z  Z  N  I
V  P  R  O  D  G  Q  X  Z  M  O  T  V  N  A
O  V  R  U  G  P  Y  A  M  Q  E  E  F  T  X
W  E  I  V  E  R  N  K  B  O  V  T  W  N  J
```

ARGENTINA

BOLIVIA

BRAZIL

CHILE

COLOMBIA

ECUADOR

FRENCH GUIANA

GUYANA

PARAGUAY

PERU

SURINAME

URUGUAY

VENEZUELA

3

MULTI-GENERATIONAL

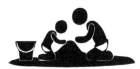

```
C R U I S E C G X U I R G A E
H T O G E T H E R D U V V E K
I F L C U U H T A A N R O R U
L Z A R E H T O M D N A R G L
D N F M V Y C A G E L D L J P
R I O M I V E Q W Q R G S S W
E V I S U L C N I L L A P O I
N M D P R I Y N S S I K H U N
W E U R O E M P O I M H A R N
A M H O P L T Q G E D A D I M
T O S L A U G H T E R X T T H
P R H P H O T O G R A P H H J
A I G R A N D D A U G H T E R
U E R E H T A F D N A R G E C
L S T O R I E S B A P D S I C
```

ALL INCLUSIVE   GRANDFATHER   LEGACY
CHILDREN   GRANDMOTHER   MEMORIES
CRUISE   GRANDSON   PHOTOGRAPH
DAUGHTER   HUG   SON
DISNEY   ISLAND   STORIES
FAMILY   KISS   TOGETHER
GRANDDAUGHTER   LAUGHTER

HEADPHONES

```
K E C A A S B L L A H S R A M
W S P I L I H P R U A H E N H
L S K Y M Y N K J E R U B T K
G J A B R A J E N M K R M L G
C S A M S U N G S B W E F E G
B E F Y H J C Y V F O O Q T M
V N V U O E C G D H U L H V C
H N M C Q K Y V K R W L B J D
Y H W T M K S S T A E B O J H
X E I K S T E S Q L M Y S K Z
Y I W P C D P R E H Y P E R X
S S A H O E R H A B B N P B G
V E A O R S Z S O P D V O K N
Q R U Q M L M A F J V Y J S P
V E D P R I E Y O O I I I X W
```

AKG	JBL	SENNHEISER
BEATS	MARSHALL	SHURE
BEYERDYNAMIC	OLUFSEN	SONY
BOSE	PHILIPS	XIAOMI
HYPERX	RHA	
JABRA	SAMSUNG	

TRAIN

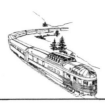

```
E  L  G  A  E  N  E  D  L  O  G  H  A  Y  U
I  X  K  Z  Z  Z  P  N  Y  L  L  Y  L  A  T
E  N  F  M  A  N  I  N  R  E  B  U  R  N  X
N  P  I  P  N  G  L  X  A  M  Q  G  G  G  K
M  O  E  A  L  A  T  N  E  I  R  O  Z  N  R
O  G  L  H  R  Q  D  S  W  H  D  F  W  P  N
U  F  W  P  C  T  J  D  D  E  N  A  L  I  G
N  D  N  O  M  L  E  B  E  R  G  E  N  O  L
T  A  H  N  G  I  E  U  U  H  M  J  W  A  A
A  N  I  E  H  N  S  R  L  H  W  E  L  D  C
I  U  A  F  A  I  A  K  Y  B  S  V  H  N  I
N  B  M  C  N  Z  R  R  X  H  S  U  R  C  E
E  E  T  M  C  V  P  A  U  R  P  T  Y  E  R
E  R  H  I  N  E  X  W  M  D  K  E  D  K  K
R  S  W  M  G  Q  D  T  V  T  T  B  Z  D  X
```

BELMOND	DURANGO	ORIENTAL
BERGEN	EL CHEPE	RHINE
BERNINA	GHAN	SIMPLON
BLUE TRAIN	GLACIER	TALYLLYN
CANADIAN	GOLDEN EAGLE	ZEPHYR
DANUBE	HIRAM	
DECCAN	KYUSHU	
DENALI	MOUNTAINEER	

ANTARCTICA

```
E X P L O R A T I O N H K J A
F L K N O T E L K C A H S N X
P P A E Z S C I U M E M F B F
V M E H G N J A C S K B E R C
C Z I S W A I K M A N V E R X
P B M Q M E S U R W L I Y R B
O V N Z R B U S G X A G N S G
L Z Q F A L K L A N D L V E T
A E T O M E R S B P E J R J P
R N O I T I D E P X E P U U I
B E A W N X X A C A S K G R S
E L A H W R E L L I K B A L M
A M D I N I F F U P O L A R U
R O S S S E A I O C F J O R D
Y R E S E A R C H B A S E Y H
```

BLUE WHALE	ICEBERG	RESEARCH BASE
DRAKE PASSAGE	KILLER WHALE	ROSS SEA
EXPEDITION	PENGUIN	SEAL
EXPLORATION	PENINSULA	SHACKLETON
FALKLAND	POLAR	WALRUS
FJORD	POLAR BEAR	
GLACIER	PUFFIN	
ICE	REMOTE	

MOUNTAINS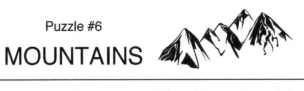

```
E  I  K  A  R  O  A  G  K  B  W  Q  W  Q  Q
E  R  R  O  T  O  R  R  E  C  Q  S  I  N  R
M  R  O  R  A  I  M  A  Y  D  H  H  R  X  Z
H  O  I  C  U  E  H  N  L  S  U  J  W  K  H
A  U  M  J  P  T  A  D  H  W  A  X  V  I  A
X  B  L  L  H  M  A  T  M  I  Y  B  I  L  N
C  V  O  U  O  G  X  E  A  S  N  H  N  I  G
D  T  K  G  R  G  Z  T  U  S  A  S  I  M  J
Q  W  A  B  D  U  A  O  N  A  P  F  C  A  I
Q  H  O  B  N  A  H  N  A  L  I  V  U  N  A
S  S  N  W  L  R  P  X  K  P  C  L  N  J  J
T  K  P  Y  R  E  N  E  E  S  C  W  C  A  I
U  A  M  A  D  A  B  L  A  M  H  G  A  R  E
L  L  E  F  U  J  K  R  I  K  U  I  U  O  W
N  E  M  I  E  H  N  U  T  O  J  P  R  K  V
```

AMA DABLAM	JOTUNHEIMEN	SWISS ALPS
AORAKI	KILIMANJARO	TABLE
BOGDA PEAK	KIRKJUFELL	ULURU
CERRO TORRE	LOGAN	VINICUNCA
FUJI	MAUNA KEA	ZHANGJIAJIE
GRAND TETON	PYRENEES	
HUAYNA PICCHU	RORAIMA	

AFRICA

```
E  I  O  G  O  E  M  N  A  D  U  S  I  Z  A
I  U  Q  G  A  I  R  E  G  L  A  I  S  R  F
O  W  R  E  N  S  I  L  M  N  J  H  L  S  T
E  D  L  H  G  O  A  P  O  M  G  N  C  A  X
S  M  O  C  O  J  C  N  O  H  D  I  T  T  M
O  A  M  S  L  B  I  H  A  G  K  G  X  J  A
U  X  T  O  A  I  P  O  I  H  T  E  I  D  D
T  E  A  P  Z  F  C  V  C  U  G  R  N  M  A
H  K  N  I  Y  A  A  T  S  C  G  I  A  Y  G
A  B  Z  G  N  G  M  N  F  E  O  A  E  F  A
F  I  A  V  M  F  E  B  I  P  N  R  N  C  S
R  K  N  D  B  K  R  E  I  K  E  E  O  D  C
I  M  I  K  F  Y  O  P  Q  Q  R  H  G  M  A
C  M  A  J  I  Z  O  J  K  R  U  U  S  A  R
A  I  R  E  G  I  N  I  D  G  Q  E  B  N  L
```

ALGERIA	GHANA	SENEGAL
ANGOLA	KENYA	SOUTH AFRICA
BURKINA FASO	MADAGASCAR	SUDAN
CAMEROON	MALI	TANZANIA
CHAD	MOROCCO	UGANDA
CONGO	MOZAMBIQUE	
EGYPT	NIGER	
ETHIOPIA	NIGERIA	

AT THE BEACH

```
B  G  T  R  P  Y  A  L  L  E  R  B  M  U  A
E  R  E  T  A  W  T  L  A  S  L  E  J  Z  V
V  H  C  U  D  A  H  F  B  B  U  K  Q  B  R
G  L  R  Z  D  Q  P  I  R  K  P  N  D  G  P
T  E  H  H  L  U  V  S  T  E  G  G  F  W  D
U  L  K  B  E  A  C  H  B  A  L  L  G  G  Q
L  P  D  H  B  F  L  J  W  S  H  O  O  R  E
M  S  I  N  O  I  L  L  X  W  M  Q  O  B  A
Z  C  L  E  A  T  E  E  E  U  A  I  G  C  P
E  R  I  A  R  S  E  J  K  H  M  V  L  G  Q
P  G  W  D  D  R  U  K  O  R  S  F  E  E  R
S  U  R  F  I  N  G  D  N  S  O  A  S  S  H
D  S  R  B  Z  L  A  D  M  A  T  N  E  I  O
G  N  I  M  M  I  W  S  K  S  L  B  S  S  E
R  S  U  N  S  C  R  E  E  N  U  B  U  E  A
```

AQUAFIT	PIER	SUNSCREEN
BEACH BALL	REEF	SURFING
BLANKET	SALTWATER	SWIMMING
COOLER	SAND	UMBRELLA
FISH	SANDALS	WAVES
GOOGLES	SEASHELL	
HAT	SNORKEL	
PADDLEBOARD	SUN	

HOTELS

```
V I D M Y P P D O O W R A T S
K S D O O W E S O R K L H F R
E N L V N T T A Y H T I L O E
W M A N F N V V V R J P K U X
Y I A N O F I E H U O A J R H
N N E B R T U S W A D C E S E
D O C A I E L F Y G L C C E N
H R S X V L T I R A V A M A N
A X R U F F D S H Y D H L S G
M B K Q N O O B E R O I W O J
I N Q E Y G O K Y W K B R N W
N O S S I D A R H L T I F S K
T T O I R R A M D L K S M G Z
R H S L A D N A S E J W E K K
H O L I D A Y I N N R Q F B B
```

ACCOR	HYATT	ROSEWOOD
AMAN	IBIS	SANDALS
AVARI	MAGNUSON	STARWOOD
BEST WESTERN	MARRIOTT	WYNDHAM
DAYS INN	MINOR	
FOUR SEASONS	OBEROI	
HILTON	RADISSON	
HOLIDAY INN	RED ROOF	

EUROPEAN CITIES

```
M A E N T P B E R L I N U O C
T T K H J N B G P B M D V T W
T F M R D I R D A M S P E U V
E U G A R P U K C V I E N N A
F T K T D E S P A R I S I B Q
J R S H N R S Y Y I Q R C Z R
E T A E A A E D A R G L E B U
C H T N R N L T U L W B L U L
H M B S K A S I S B E D I V M
J N O G E F H F M M L M S Z X
Q A S S D P U C L U A I O O W
A P L G C X A R U N C H N R Y
D L O N D O N D T B K E Q T Y
U E A X Q X W W U G B L C K J
Q S O M L K X N W B Z H O L B
```

AMSTERDAM	FRANKFURT	PARIS
ATHENS	LISON	PRAGUE
BELGRADE	LONDON	ROME
BERLIN	MADRID	VENICE
BRUSSELS	MILAN	VIENNA
BUCHAREST	MOSCOW	
BUDAPEST	NAPLES	
DUBLIN	OSLO	

ARIZONA

```
D  R  R  Z  H  M  O  U  N  T  A  I  N  S  C
F  T  B  U  E  D  A  R  O  N  O  S  W  E  T
W  R  N  Z  Q  T  C  D  T  V  Y  W  P  D  U
D  U  A  E  F  T  S  F  R  R  F  G  H  O  C
V  A  W  Y  M  F  U  E  X  E  E  R  K  N  S
T  C  E  U  H  U  A  T  P  I  V  S  F  A  O
O  M  E  M  S  Z  N  T  S  U  N  O  E  Z  N
M  E  S  A  E  K  M  O  S  K  K  E  O  D  S
B  D  M  G  I  K  B  T  M  G  C  U  O  H  L
S  P  N  O  Y  N  A  C  D  N  A  R  G  H  E
T  J  X  F  R  R  E  L  P  X  C  L  W  V  P
O  I  Z  N  S  E  D  R  W  I  T  O  F  F  Y
N  K  O  R  F  A  J  Q  W  H  U  L  M  J  X
E  E  L  A  D  S  T  T  O  C  S  N  G  W  N
Y  I  L  B  L  F  E  H  S  I  N  A  P  S  A
```

CACTUS	MESA	SUN
DESERT	MONUMENT	TOMBSTONE
DRY	MOUNTAINS	TUCSON
FLAGSTAFF	PHOENIX	WREN
GRAND CANYON	SCOTTSDALE	YUMA
HOOVER DAM	SEDONA	
JEROME	SONORA	
LAKE MEAD	SPANISH	

FRANCE

```
P  A  I  A  Z  G  P  C  I  K  F  M  W  B  W
N  A  O  F  O  T  Q  L  H  L  M  Y  S  J  Q
I  Z  R  F  G  E  C  I  N  E  N  B  P  M  L
E  L  L  I  E  S  R  A  M  X  E  A  E  S  I
P  C  G  B  S  U  D  V  V  Q  A  S  L  K  L
A  G  T  J  N  S  L  V  A  K  K  T  E  P  Y
I  B  C  K  N  Y  W  M  B  H  A  I  F  Z  S
N  E  O  A  K  I  K  K  P  L  E  L  S  M  C
T  Z  H  R  N  N  N  A  W  P  B  L  V  G  P
I  R  J  P  D  N  O  J  I  D  I  E  U  V  F
N  D  X  Z  M  E  E  Y  N  L  C  I  R  A  J
G  P  K  V  P  O  A  S  L  V  Y  F  F  E  G
M  Y  Y  L  F  G  I  U  L  N  C  F  J  G  T
F  G  Z  T  H  P  D  R  X  P  L  E  N  I  W
G  R  U  O  B  S  A  R  T  S  E  L  H  W  A
```

ALPS	DIJON	PAINTING
BASTILLE	EIFFEL	PARIS
BERET	GAUL	STRASBOURG
BICYCLE	LE HAVRE	TRIOMPHE
BORDEAUX	LYON	WINE
CANNES	MARSEILLE	
CHEESE	NICE	

Puzzle #13

TRAVEL II

```
D E C R T S I R U O T R E H G
W G B P O S U Z U B D I D S U
U U Y J N P S B T S Z K K E W
N E B U O R H L X H M B T C I
D S U O A U G K C W C Z R U U
E T V R S S R P L A T F O R M
R B O A R D I N G P A S S I O
G O P I L A O V E Z E O B T V
R O B A G G A G E Y H W X Y I
O K O V S S A D V E N T U R E
U K U T D S U C K N O C O P S
N B X E I V P B N M U Y Z B Q
D P D Q M N H O W W G E C Z L
A C Y A W L I A R A F V U I W
I R E N I L C E R T Y F C S R
```

ADVENTURE   PASSPORT   TOURIST
BAGGAGE   PLATFORM   UNDERGROUND
BOARDING PASS   RAILWAY   VISA
GUEST BOOK   RECLINER
JOURNEY   SECURITY
MOVIES   SUBWAY

FLYING

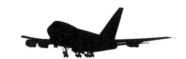

```
Y E T N I B D A E H R E V O J
E E D N R C B T L E B T A E S
S X N A E E A G Z N E E R C S
I X B T H M N R O P M W Z D D
Z W C L R S E I R Z T I Q Y Y
E A O H U Y W C L Y Z V D Q B
L L T L E T F O N C O D R F H
R E B T L A C O D U E N G K S
B S N A E I D A R N O R W C N
Q L A I T N P P B M I N I N K
U O A N Z Y D L H I E W N F E
K C A N S A A A P O N F D A Q
S E H V K I G R N E N V O M M
V Q B V W E Z A T T A E W F O
X I X Z G N T W M I N N S A A
```

ANNOUNCEMENT	HEADPHONES	SEAT BELT
ATTENDANT	MAGAZINE	SNACK
BLANKET	OVERHEAD BIN	TRAY TABLE
CABIN	PILLOW	WINDOW
CARRY ON	RECLINER	WINDOW SHADE
ENTRY FORM	SCREEN	

FLORIDA

```
X M H E V E R G L A D E S P X
F L U G A I N E S V I L L E P
A L L I G A T O R J S O W N A
E L L I V N O S K C A J V S N
S K S X K Z Y D P F Z Y R A H
A R E E C E L A N L C G U C A
R C E Y L A R E V A N A C O N
A S C Y W P M X M M L H Q L D
S W W O M E A X O I T R T A L
O A T Q C T S N J N A Q O X E
T M C A P O R T V G M M L B K
A P S P J N N O N O P Q I V L
P U P X T U U U F G A H M O Z
H C A E B A N O T Y A D I Y C
V D L R O W Y E N S I D P J A
```

ALLIGATOR	GAINESVILLE	SARASOTA
CANAVERAL	JACKSONVILLE	SWAMP
COCONUTS	KEY WEST	TAMPA
DAYTONA BEACH	MIAMI	
DISNEY WORLD	NAPLES	
EVERGLADES	ORLANDO	
FLAMINGO	PANHANDLE	
FORT MYERS	PENSACOLA	

TRAIN COMPANIES

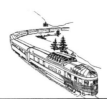

```
K  W  T  C  I  F  I  C  A  P  N  O  I  N  U
J  F  Y  D  W  T  P  K  K  Q  J  X  U  O  D
G  K  O  Q  E  F  N  E  R  J  R  W  E  S  T
N  W  P  K  R  N  C  K  K  W  E  B  B  C  N
E  A  F  O  C  V  H  N  A  Z  A  F  N  X  F
M  H  P  F  N  N  P  A  S  R  S  M  X  S  C
D  A  Q  A  L  I  A  X  B  C  T  S  V  S  F
M  G  R  Z  J  I  D  I  V  H  K  M  W  Y  D
J  X  W  A  L  L  X  L  S  Y  C  Y  A  G  B
H  L  I  O  T  I  A  T  G  S  K  T  R  I  L
N  W  A  N  J  S  A  R  R  I  U  J  U  G  A
J  J  C  L  D  D  O  R  T  A  R  R  I  E  O
A  Y  A  W  L  I  A  R  A  N  I  H  C  M  D
J  Z  M  O  E  Q  A  Z  U  I  E  N  C  S  N
T  T  D  K  L  P  L  N  E  E  V  C  H  K  J
```

AMTRAK	EUROSTAR	RENFE
BNSF	FLIXTRAIN	SNCF
CENTRAL JAPAN	INDIAN	UNION PACIFIC
CHINA RAILWAY	JR EAST	VIARAIL
CSX	JR WEST	
DEUTCH BAHN	JSC RUSSIAN	

TRAVEL

```
V  V  V  P  H  O  L  I  D  A  Y  G  U  W  M
P  N  G  A  R  R  I  V  E  G  A  L  L  I  V
E  M  L  D  H  O  M  E  P  S  B  J  H  L  Z
F  J  A  F  J  P  C  A  A  N  I  Z  V  S  M
S  H  K  P  L  F  E  R  R  Y  N  U  Y  W  T
Q  D  E  S  T  I  N  A  T  I  O  N  R  M  F
K  B  I  I  I  V  G  O  L  W  Q  M  B  C  W
F  E  I  X  E  B  Y  H  I  E  B  Z  D  L  J
W  V  T  R  A  I  N  E  T  T  Y  T  I  C  C
P  M  O  U  N  T  A  I  N  E  A  N  M  A  R
A  Y  W  S  Y  A  A  I  U  A  K  C  Q  S  I
J  R  E  U  H  R  A  G  Y  L  L  C  A  N  Y
O  V  E  R  S  E  A  S  M  X  Z  P  I  V  I
C  H  C  A  E  B  U  S  Y  Q  N  W  O  T  P
K  S  W  H  I  S  L  A  N  D  M  F  S  P  E
```

ARRIVE	FLIGHT	TICKET
BEACH	HOLIDAY	TOWN
BUS	ISLAND	TRAIN
CITY	LAKE	VACATION
CRUISE	MOUNTAIN	VILLAGE
DEPART	OVERSEAS	
DESTINATION	PLANE	
FERRY	TAXI	

ASIA

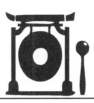

```
B  F  W  J  R  D  X  S  G  O  S  L  M  Z  Q
M  A  N  T  E  I  V  Z  I  E  C  G  B  Z  F
P  H  I  L  I  P  P  I  N  E  S  Y  U  G  V
S  H  M  S  M  H  S  I  N  G  A  P  O  R  E
O  L  K  K  Y  J  O  Z  Z  A  R  U  Q  Z  R
U  O  A  N  T  A  P  N  I  I  W  Z  W  S  M
T  A  I  P  X  P  L  P  G  N  J  I  U  N  P
H  Z  N  D  E  A  D  A  E  K  D  D  A  J  A
K  S  D  I  W  N  I  M  F  O  I  I  T  K
O  O  O  P  H  S  E  D  A  L  G  N  A  B  I
R  G  N  A  T  C  L  X  O  L  W  P  G  U  S
E  L  E  G  L  R  U  B  L  B  I  Q  Z  T  T
A  S  S  I  T  C  M  Y  A  N  M  A  R  A  A
Y  S  I  K  M  O  N  G  O  L  I  A  H  N  N
D  N  A  K  N  A  L  I  R  S  B  R  C  T  Q
```

BANGLADESH	LAOS	SOUTH KOREA
BUTAN	MALAYSIA	SRI LANKA
CAMBODIA	MONGOLIA	TAIWAN
CHINA	MYANMAR	THAILAND
HONG KONG	NEPAL	VIETNAM
INDIA	PAKISTAN	
INDONESIA	PHILIPPINES	
JAPAN	SINGAPORE	

CRUISE

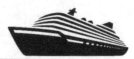

```
A  N  D  H  K  Q  L  M  K  H  X  N  J  U  C
L  Y  R  Y  L  G  U  N  L  N  W  T  G  N  G
C  L  R  A  R  A  T  F  L  C  N  U  K  X  J
C  X  A  A  B  Q  C  X  D  M  L  S  U  P  K
Y  S  T  C  R  T  G  R  F  O  W  B  S  S  K
C  U  C  S  F  E  F  M  U  F  C  Z  G  W  U
H  C  L  Y  T  O  N  J  C  I  N  K  X  H  K
H  A  G  Q  D  A  T  I  F  E  S  J  C  M  C
P  P  F  D  F  W  T  R  T  R  G  E  A  E  C
U  T  I  P  O  D  W  E  O  I  E  D  B  Z  D
R  A  Y  S  K  L  J  K  R  P  W  D  I  U  W
B  I  P  H  I  X  O  R  C  O  T  H  N  R  G
Y  N  O  I  S  R  U  C  X  E  O  H  V  E  B
D  G  J  P  U  P  X  J  H  L  B  M  U  J  T
G  J  T  T  H  P  F  V  Y  R  V  O  G  D  B
```

BRIDGE	DOCK	STATEROOM
CABIN	EXCURSION	TENDER
CAPTAIN	ITINERARY	
CRUISEBUG	PORT OF CALL	
DECK	SHIP	

Puzzle #20

LONDON ATTRACTIONS

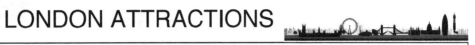

```
T C U B H I S N A I R D N O M
P H J M A H G N I K C U B M T
A H C N P K L O L F A M Y E O
R B O I O I E L K B G T P W W
L D W K W T J R A Y S G G K E
I Q Y J N N P M S M R W S C R
A N Z K W O E M S T E B V O B
M H A M P S T E A D R H S V R
E Y N A X L W G R H O E T E I
N D R A H S O K N G F R E N D
T E N O D E L B M I W C R T G
Q P Z Q B T H A M E S N G A E
W A T S E E Y E N O D N O L H
N R E D O M E T A T A N E Q W
M K Y L L I D A C C I P D K A
```

BAKER STREET
BUCKINGHAM
COVENT
GREENWICH
HAMPSTEAD
HAMPTON
HARRODS
HYDE PARK

KENSINGTON
LONDON EYE
MONDRIAN
PARLIAMENT
PICCADILLY
SHARD
TATE MODERN
THAMES

THE MALL
TOWER BRIDGE
WIMBLEDON

SAFARI

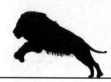

```
E V R E S E R G I R A F F E Q
C J R T H E K A N E Y H H Y H
E Z O T G H H Z C M T K U L G
N N F L B C H E E T A H F H T
M R I B A P I L N N B A A U Q
C L Z P I F I L T J O K M T G
Z C U T U N F E Q A K I M W E
B O Y E N C O U B V N J L R I
Y A D A B A R C B P L B K B V
W I R G C U H O U N F Q Y D F
S J R X T Q W P P L I R E B G
J D H S H C A M E R A R B E Z
J F I D R A P O E L L R J D A
G H O N E Y B A D G E R S V V
K R E S I U R C D N A L V A G
```

BINOCULARS	GIRAFFE	LION
BUFFALO	HONEY BADGER	PORCUPINE
CAMERA	HYENA	RESERVE
CHEETAH	KHAKI	RHIO
ELEPHANT	LANDCRUISER	ZEBRA
GAZELLE	LEOPARD	

ISLANDS

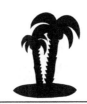

```
H  P  V  B  S  A  I  N  T  L  U  C  I  A  N
L  I  V  Q  A  J  W  J  N  M  S  F  I  L  N
J  A  C  R  O  J  A  M  A  A  E  I  N  F  S
M  S  O  N  O  K  Y  M  W  L  W  E  Z  Z  I
U  T  I  B  I  Z  A  H  A  D  H  A  K  J  N
C  A  R  O  B  A  R  O  B  I  M  F  L  J  G
L  H  V  R  A  E  I  L  X  V  C  V  C  A  A
P  I  Z  A  R  N  O  A  M  E  M  A  U  I  P
T  T  V  C  B  F  T  F  U  S  Y  G  E  V  O
V  I  M  A  A  V  X  I  L  A  B  D  B  V  R
Q  I  N  Y  D  M  S  J  G  V  K  O  D  M  E
B  Y  B  X  O  X  Z  I  O  U  U  B  O  L  B
O  B  Q  K  S  S  Z  X  V  C  A  P  R  I  R
S  J  X  C  B  S  E  L  L  E  H  C  Y  E  S
Y  I  B  S  A  N  T  O  R  I  N  I  D  L  N
```

ANTIGUA	JAMAICA	SAINT LUCIA
BALI	KAUAI	SANTORINI
BARBADOS	MAJORCA	SEYCHELLES
BORA BORA	MALDIVES	SINGAPORE
BORACAY	MAUI	TAHITI
CAPRI	MYKONOS	
FIJI	NEVIS	
IBIZA	PALAWAN	

BEACHES

```
H  R  I  B  E  Z  B  A  P  S  A  R  O  U  G
F  H  S  E  V  E  N  M  I  L  E  X  T  N  O
O  J  N  U  P  O  N  O  H  S  M  O  J  Y  D
T  J  R  K  A  S  Y  A  D  N  U  A  M  H  H
Y  D  P  D  I  E  E  O  R  I  P  S  E  O  P
M  B  U  A  Z  A  U  T  A  X  N  A  D  X  R
I  K  I  K  I  A  W  L  E  H  W  L  L  Q  A
A  B  E  H  S  H  T  A  B  S  O  L  E  M  L
K  V  F  M  E  G  S  I  H  A  N  U  T  A  G
T  R  U  N  K  B  A  Y  D  E  N  U  Q  T  Q
C  H  O  N  O  K  A  L  A  N  I  A  S  I  A
Y  A  B  E  O  H  S  E  S  R  O  H  N  R  R
L  T  E  S  N  O  C  A  I  S  D  B  E  A  N
C  L  Y  A  C  T  O  R  R  A  P  Z  E  R  P
A  M  P  Y  A  B  S  S  A  R  G  A  E  S  G
```

BANANA	HORSESHOE BAY	SEAGRASS BAY
BATHSHEBA	KIAWAH	SEVEN MILE
BLUE	MATIRA	SIACONSET
BONDI	MAUNDAYS	SUNSET
EL NIDO	PALM	TRUNK BAY
HONOKALANI	PARROT CAY	WAIKIKI
HONOPU	PSAROU	

MUST SEE

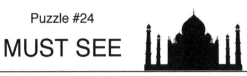

```
A  J  V  V  V  M  U  E  S  S  O  L  O  C  O
A  R  T  E  P  L  A  Z  A  R  T  A  C  L  A
Y  D  O  T  M  A  C  H  U  P  I  C  C  H  U
W  Z  D  B  T  L  N  Z  G  U  S  U  O  L  P
S  D  I  M  A  R  Y  P  J  N  A  W  D  T  S
I  Z  C  N  E  R  V  U  O  L  I  X  R  L  K
V  C  T  A  W  R  O  K  G  N  A  K  O  A  S
P  L  B  T  F  S  G  B  S  E  I  K  C  O  R
X  F  E  E  R  R  E  I  R  R  A  B  K  U  X
N  O  Y  N  A  C  D  N  A  R  G  W  Y  W  B
R  O  A  B  O  N  D  I  F  L  A  M  A  S  U
Y  R  E  W  O  T  L  E  F  F  I  E  N  B  R
N  J  T  A  J  M  A  H  A  L  V  Z  U  A  J
A  C  E  N  T  R  A  L  P  A  R  K  Z  S  R
S  S  R  X  Y  E  L  L  O  W  S  T  O  N  E
```

ALCATRAZ	CENTRAL PARK	ROCKIES
AMALFI	COLOSSEUM	ROCKY
ANGKOR WAT	EIFFEL TOWER	TAJ MAHAL
BARRIER REEF	GRAND CANYON	YELLOWSTONE
BONDI	LOUVRE	
BORA BORA	MACHU PICCHU	
BUCKINGHAM	PETRA	
BURJ	PYRAMIDS	

RV

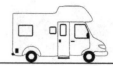

```
U  G  B  G  R  A  Y  T  A  N  K  E  O  A  Q
K  Z  K  L  A  N  O  I  T  A  E  R  C  E  R
F  Y  G  C  A  R  E  W  O  P  E  R  O  H  S
N  W  V  G  O  C  W  O  R  K  A  M  P  E  R
E  I  V  G  Q  D  K  R  G  T  E  S  N  E  G
B  A  S  E  M  E  N  T  A  C  C  F  R  I  Q
X  W  C  T  Q  S  B  O  A  O  O  U  O  L  U
T  N  G  H  R  Y  R  R  O  N  C  F  A  U  D
G  I  W  J  A  C  K  O  E  B  K  G  D  M  M
L  N  O  O  F  S  X  Y  O  V  P  E  S  U  K
E  G  I  Z  D  X  S  L  K  D  I  D  C  M  D
A  D  I  P  C  R  X  I  O  A  T  F  H  V  Z
W  B  I  R  M  Z  U  H  S  J  T  U  O  Y  F
U  L  Z  L  C  A  X  O  G  B  D  A  O  T  Y
I  O  S  Y  S  K  C  S  F  B  A  Q  L  F  N
```

AWNING	FIVER	RIG
BASEMENT	FOUR DOWN	ROADSCHOOL
BLACK TANK	GENSET	SHORE POWER
BOONDOCK	GRAY TANK	SLIDE
CAMPING	JACK	TOAD
CHASSIS	OUTDOORS	WORKAMPER
COCKPIT	RECREATIONAL	

TEXAS

```
A E D N A R G O I R R J G E G
S D R I B G N I K C O M A K A
G R D A T N H S N K Y Y L S U
P K E L T O I F R Z H G V P M
E H E G L S Q T D R L U E A N
C X J L N E E S S X Q L S C P
A O F H T A W N A U A F T E F
N S S O M T R L O L A C O C Y
M O B A R M A D I L L O N E Z
L P T D P T X C Q O A A R N P
H C X S I L W F O O M S D T C
L O A O U U E O B W O T T E K
L O N G H O R N R H B Q K R Q
G L Y A G W H S Y T J O C A W
O I N O T N A N A S H Q Y T P
```

ALAMO	GALVESTON	RANGERS
ARMADILLO	GULF COAST	RIO GRANDE
AUSTIN	HOUSTON	SAN ANTONIO
CATTLE	LONE STAR	SPACE CENTER
COWBOY	LONGHORN	WACO
DALLAS	MOCKINGBIRD	
EL PASO	OIL WELL	
FORT WORTH	PECAN	

CAMPING

```
E  R  O  M  S  E  E  U  W  V  F  J  G  A  U
B  G  N  I  M  M  I  W  S  B  J  V  C  C  W
B  E  Q  U  D  S  X  S  S  A  P  M  O  C  V
I  F  U  V  B  A  R  B  E  C  U  E  L  Z  N
Z  S  K  W  O  D  R  L  P  K  A  B  A  I  Q
A  S  H  H  F  S  T  K  I  P  T  N  E  T  R
Y  L  L  B  U  G  S  P  R  A  Y  I  O  P  R
O  B  A  A  G  K  E  R  S  C  R  H  O  E  K
B  J  U  N  O  G  N  R  I  K  O  T  Q  Q  T
M  U  X  R  T  C  N  I  I  A  C  J  U  W  E
S  D  O  O  W  E  R  I  F  F  H  M  C  U  V
F  X  R  C  T  S  R  A  H  E  P  C  B  X  Q
L  J  X  X  G  O  Q  N  H  S  G  M  B  O  O
D  W  Y  W  R  E  L  O  O  C  I  M  A  P  X
G  A  B  G  N  I  P  E  E  L  S  F  L  C  K
```

BACKPACK	COOLER	SLEEPING BAG
BARBECUE	FIREWOOD	SMORE
BUG SPRAY	FISHING	SWIMMING
CAMPFIRE	KNIFE	TENT
CANOE	LANTERN	TRAIL
CHAIRS	MAP	
CHARCOAL	PEG	
COMPASS	RADIO	

CRUISE II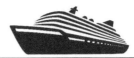

```
Z  G  Y  E  K  A  W  V  Z  M  K  Z  J  A  U
M  I  H  K  G  C  K  F  L  O  H  Q  E  J  D
Z  E  Y  K  A  D  E  M  K  R  O  P  W  J  Q
L  X  J  P  N  W  W  D  C  P  G  I  Q  W  L
I  B  D  O  G  G  U  O  O  K  S  F  L  Q  A
W  G  X  R  W  P  D  S  B  D  U  U  Q  S  T
S  W  C  T  A  K  P  M  D  W  I  J  C  T  O
W  W  Y  W  Y  W  T  I  H  H  W  L  E  A  N
P  N  J  M  C  E  R  F  H  F  B  F  N  R  Q
E  P  O  I  B  W  U  O  A  S  M  K  C  B  L
N  U  E  Q  G  W  Y  L  F  T  D  S  B  O  U
Z  V  D  S  J  A  A  V  O  E  R  I  A  A  Y
W  S  Q  Z  X  A  S  K  O  R  C  I  M  R  T
Z  P  I  C  I  X  I  I  K  N  M  D  U  D  D
A  T  Q  A  D  U  K  L  Y  V  I  Z  L  M  C
```

AFT	GANGWAY	STARBOARD
ATRIUM	LIDO DECK	STERN
BOW	MID SHIP	WAKE
FORWARD	PORT	

Puzzle #29

LANGUAGES

```
M E S E U G U T R O P V V U B
R A J V Y L R P P N H G L K S
T T A R U A U O S U Z W H U Q
C J D V N R L Z M W N D N A C
S N A I I A W A H A A J P L Z
X L I F F I I B M S N H A H K
U P Y L R N S S I W I I I B Q
H N Q I A I A R S U P N A L I
I H I J I G K M A U G D A N I
X V S R F T N A R F R U G P P
T E I I A R A E A E L S L A S
Y W H T L D E L B N G T Z E T
C D K N Y G N N I G Q A Z L T
E S E N O T N A C A K N D G X
V R P C M Z W E M H N I V V G
```

AFRIKAAN
ARABIC
BENGALI
CANTONESE
ENGLISH
FARSI
FRENCH
GERMAN

HAWAIIAN
HINDUSTANI
ITALIAN
MALAY
MANDARIN
PORTUGUESE
PUNJABI
ROMANIAN

RUSSIAN
SPANISH
SWAHILI
TELUGU
ZULU

31

Puzzle #30

SIGHTSEEING

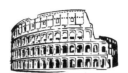

```
V  G  M  A  C  H  U  P  I  C  C  H  U  A  M
Q  E  Y  D  O  S  S  A  N  T  O  R  I  N  I
K  R  I  H  L  R  Z  O  E  C  I  N  E  V  D
U  B  O  M  O  M  F  W  G  B  P  F  X  T  E
Q  J  Z  J  S  Z  G  R  E  A  T  W  A  L  L
A  Y  F  O  S  A  Y  A  P  R  P  V  N  Z  J
F  R  P  U  E  D  D  L  T  R  Q  A  L  Y  R
O  I  B  W  U  S  Q  T  U  I  N  S  L  K  S
G  E  C  M  M  R  Y  T  A  E  K  A  T  A  A
K  N  N  I  A  N  G  K  O  R  W  A  T  C  G
T  A  J  M  A  H  A  L  F  R  T  L  L  M  R
U  I  Z  U  L  K  L  Z  W  E  F  E  L  U  A
Y  A  B  G  N  O  L  A  H  E  N  V  P  L  D
C  S  K  I  G  U  A  Z  U  F  A  L  L  S  A
B  J  Q  N  O  Y  N  A  C  D  N  A  R  G  V
```

ALHAMBRA
ANGKOR WAT
AYA SOFYA
BARRIER REEF
COLOSSEUM
GALAPAGOS
GRAND CANYON

GREAT WALL
HALONG BAY
IGUAZU FALLS
MACHU PICCHU
PETRA
SAGRADA
SANTORINI

TAJ MAHAL
TIKAL
VENICE

LAKES

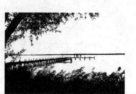

```
M U V R D B W E R M Q R U U V
A J V A L O K M O Y W J D O O
L O U G H N E A G H O S Z N S
A I F R O A K I Y N A G N A T
W V E J A G O D A L G T C L O
I Z I P Y E T I T I C A C A K
P I F C G X B S R K U H F P Y
U B I Y T M B T Z A K H G D Y
E A B D X O I N A U T F L V N
B I R X E W R C O E R N F N G
G K R E U S H I H R R M O M W
O A U E T J I Z A I U G I Q X
H L R H B A S U O Y G H C A H
I R S U P E R I O R F A I F D
T Q S S E N H C O L B D N L Q
```

BAIKAL	LOUGH NEAGH	TANGANYIKA
CRATER	LOUISE	TITICACA
ERIE	MALAWI	URMIA
GREAT BEAR	MICHIGAN	VICTORIA
HURON	ONTARIO	VOSTOK
LADOGA	SUPERIOR	
LOCH NESS	TAHOE	

WINTER HOLIDAY

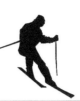

```
P  K  E  D  I  R  U  L  L  E  T  Y  Q  F  O
L  O  R  Y  T  D  N  C  Z  E  R  M  A  T  T
D  E  G  J  V  K  S  W  H  O  W  U  V  H  G
I  H  V  H  R  T  I  N  Q  A  K  M  J  I  F
F  I  M  E  I  N  A  V  O  R  M  E  A  X  A
T  F  M  H  H  V  V  H  C  W  F  O  S  D  D
R  L  N  X  B  C  N  E  B  P  M  T  N  I  I
E  Q  X  A  C  H  R  O  R  B  D  A  A  I  N
M  U  X  B  B  B  L  U  T  B  O  H  S  W  X
B  Z  T  I  R  O  M  F  O  N  I  O  U  S  Q
L  Q  H  S  B  T  C  I  E  C  A  E  Y  V  N
A  L  A  K  E  L  O  U  I  S  E  F  R  P  B
N  S  H  O  G  A  T  L  I  N  B  U  R  G  R
T  M  S  O  O  V  O  R  O  P  M  A  P  B  K
Q  J  N  W  E  Y  W  H  I  S  T  L  E  R  Y
```

ABISKO	LAKE LOUISE	TELLURIDE
ANTON	MORITZ	TREMBLANT
BANFF	NISEKO	TYROL
CHAMONIX	PAMPOROVO	VERBIER
COURCHEVEL	ROVANIEMI	WHISTLER
GATLINBURG	SNOWMASS	ZERMATT
JASNA	TAHOE	

INDIA

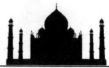

```
F  I  S  A  N  A  R  A  V  W  M  M  I  R  H
M  P  D  A  Y  Q  H  X  I  L  Y  K  T  D  A
Y  Z  Y  F  G  T  M  A  H  A  D  O  H  I  W
S  D  Y  F  R  I  I  A  R  N  B  M  N  G  A
O  T  L  X  C  P  M  C  E  M  L  M  X  U  M
R  B  R  A  C  A  W  N  J  A  U  U  H  A
E  L  L  O  R  A  C  A  V  E  S  N  G  M  H
L  P  P  E  F  I  B  D  T  T  D  Q  D  T  A
Q  E  C  A  G  R  A  F  O  R  T  L  N  I  L
O  R  P  Z  X  A  E  A  K  G  O  T  O  N  R
F  I  C  L  A  H  A  M  J  A  T  F  M  G  M
Z  Y  B  A  X  X  C  K  A  O  G  K  D  I  V
Z  A  F  H  R  A  G  N  A  R  H  E  M  E  P
U  R  A  L  P  Q  T  O  M  X  P  E  Z  A  R
T  L  W  F  M  I  Q  O  D  F  E  E  O  P  H
```

AGRA FORT	HAWA MAHAL	RED FORT
AMER FORT	MAHADOHI	TAJ MAHAL
ELLORA CAVES	MEHRANGARH	VARANASI
GOA	MUMBAI	
GOLDEN CITY	MYSORE	
HARMANDIR	PERIYAR	

EUROPEAN ATTRACTIONS

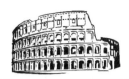

```
U  E  N  I  T  S  I  S  I  B  Q  A  F  Q  P
Z  Q  L  U  B  U  C  K  I  N  G  H  A  M  W
F  V  H  G  O  G  N  A  V  F  P  V  T  M  Z
Q  R  S  F  I  M  Y  J  C  V  L  C  O  V  S
N  N  A  I  J  Q  T  A  C  E  W  A  G  T  A
O  L  C  A  L  L  S  U  C  N  H  W  M  L  G
T  R  O  F  Z  O  K  W  S  I  P  S  G  A  R
R  I  L  U  G  A  P  N  P  C  L  G  P  W  A
E  B  O  E  V  C  B  O  A  E  A  I  T  L  D
D  A  S  H  F  R  B  F  R  R  O  J  S  O  A
A  M  S  B  U  F  E  F  J  C  F  M  O  A  R
M  Q  E  I  U  L  I  G  M  U  A  E  X  N  B
E  U  U  H  P  T  R  E  V  I  M  C  N  X  G
F  R  M  S  E  L  L  I  A  S  R  E  V  N  R
K  I  B  S  T  O  N  E  H  E  N  G  E  I  A
```

ACROPOLIS	COLOSSEUM	STONEHENGE
ALPS	EIFFEL	TREVI
AMALFI	LOUVRE	VAN GOGH
ANNE FRANK	NOTRE DAME	VENICE
BASILICA	PISA	VERSAILLES
BAZAAR	SAGRADA	
BUCKINGHAM	SISTINE	

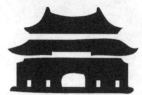

Puzzle #35

ASIAN ATTRACTIONS

```
C K G G A D N A L Y E N S I D
K E N T I N G R E A T W A L L
A N N T T K I N K A K U J I X
T O L H A N A T Y I C W D O D
S A L B A J G D V H J E C C Z
T A W O X R T N L M A R T E P
E T N R N L A R T N E C Y A B
R A M O O E K S O R T P A N H
R J B B R K D I R F M W M P K
A M Z U T T G D L J R U B A I
C A I D N H E N I Y I E O R R
O H K U H O Y P A B T A M K P
T A Z R S U S K Y T R E E A V
T L D A R E D U Z I M O Y I K
A T L R W B V E K Z E U F G B
```

AMER FORT	GREAT WALL	SKYTREE
ANGKOR WAT	KENTING	TAJ MAHAL
BAY CENTRAL	KINKAKU JI	TANAH LOT
BOROBUDUR	KIYOMIZU DERA	TERRACOTTA
BURJ	OCEAN PARK	
DISNEYLAND	PETRA	
FORBIDDEN	PETRONAS	

37

Puzzle #36

LUGGAGE

```
B F A I H T B V C T S Y D P T
O W E P V B I M S M U I G Z R
F H H A K O N A K Z B O L A F
V Z Y E D U C P V P O C K E T
D T I H E D E L D N A H C B R
H X H A D L D U F F L E H I A
C R V G L N O Y R R A C Y F V
V I E K I E E C X Y E K P S E
R Q C P C E D T K H O O N T L
V E I F P X W I X A W N H W P
H V L D B I C R S E P I R Z R
J M W L R J Z W E D U M J M O
E T I N O S M A S V R A I U M
R E T S I R U O T W O A I N T
G G Q Z W P S C L W I V H S S
```

CARRY ON	KEY	TAG
CHECK ON	LOCK	TOURISTER
DUFFLE	OVERWEIGHT	TRAVELPRO
EXTEND	POCKET	WHEEL
HANDLE	ROLLER	ZIPPER
HARD SIDE	SAMSONITE	

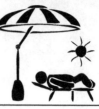

MEXICO

```
N H C T I J U A N A W X Q Q P
K G C H D J D I M U H V E X O
Q H U A U T Y N E E C G G G Q
P O E A E R S I R B D N P F T
M I C L D B R Q I Z G U A X M
P C H L O A C O D H M O L C N
R G H Y U S L T A M A L E S X
S A L O N P C A G C W E U D N
Q G U C T Y A A J B A L S T W
K A F G O I H C B A N X J T H
D U T L A Y R E A O R I A F Z
T R D A A J O R I S S A W O N
L S C S N P V T U K L U V R O
R O N V E I A Z E B V A E K W
S R E P P E P Z N P Q D S R G
```

ACAPULCO	HOT	PEPPERS
BEACH	HUMID	PINATA
BURRITO	JAGUAR	SALSA
CANCUN	LA PAZ	TAMALES
CHURRO	LOS CABOS	TIJUANA
COYOTE	MERIDA	
GUADALAJARA	OAXACA	

CRUISE III

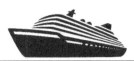

```
E E A P H F Z Y P E O A Q H V
S E A D A Y M Q A A R A Q X G
K D D E R I O I E W E R P F W
N W R P L A N N E R A E Q L U
C P A A U R C J H B A L O U T
M F S J O H E E Z H R F I N C
L S D H L B L T S R J D U A Z
Z T C I D D A E S I U R C F S
G E O C R J R L V U U Q X U B
C W P X I E E B L B M R M V S
N A P V L A B G U A M Z C O P
N R Z O L V O Q Q F K D W X V
G D V A N A I R B Y F U I E R
G N O I T A K R A B M E P F Z
Y T O W E L A N I M A L T G X
```

ALL ABOARD   EMBARKATION   STEWARD
BUFFET   MUSTER   TOWEL ANIMAL
CRUISE ADDICT   PLANNER
CRUISE CARD   SAILAWAY
DRILL   SEA DAY

RIVER CRUISE LINES

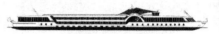

```
W  K  E  G  A  T  N  A  V  F  B  L  B  Y  V
U  N  I  W  O  R  L  D  P  O  I  I  R  S  I
D  S  T  E  A  M  B  O  A  T  A  Z  A  C  K
K  S  H  G  R  A  N  D  C  I  R  C  L  E  I
H  V  P  C  P  L  V  K  R  T  V  S  R  N  N
S  U  E  D  A  M  A  R  O  S  A  E  O  I  G
X  V  Z  G  D  C  A  T  I  C  T  A  K  C  R
E  N  O  E  T  A  G  F  S  K  A  L  J  E  I
B  J  B  K  P  T  J  D  I  Y  G  W  Q  E  V
T  A  U  C  K  R  I  V  E  R  R  A  O  G  E
M  D  A  C  E  O  X  H  U  D  S  C  P  Q  R
I  J  M  H  V  D  L  A  R  E  M  E  D  N  U
C  K  C  Z  Y  W  G  T  O  T  Y  J  G  X  S
B  O  N  O  L  A  V  A  P  N  P  V  Y  F  F
W  Q  A  M  A  W  A  T  E  R  W  A  Y  S  J
```

AMADEUS	CRYSTAL	TAUCK RIVER
AMAWATERWAYS	EMERALD	UNIWORLD
APT	GATE ONE	VANTAGE
AROSA	GRAND CIRCLE	VIKING RIVER
AVALON	SCENIC	
CROISIEUROPE	STEAMBOAT	

41

ENGLAND

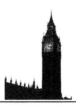

```
L  C  T  O  Q  Q  N  U  F  Z  U  Z  D  T  S
O  Q  A  I  Y  U  D  E  X  A  L  J  L  H  O
N  K  K  S  L  D  E  R  B  Y  G  L  U  A  U
D  M  Y  T  T  I  L  E  O  G  N  S  Q  M  T
O  O  H  R  E  L  V  J  N  F  I  K  U  E  H
N  O  U  R  T  L  E  E  X  D  X  B  W  S  H
U  R  V  B  N  N  S  G  R  K  R  O  Y  U  A
G  S  P  Z  L  Y  E  I  D  P  R  K  Y  W  M
C  C  C  V  X  E  B  V  L  I  O  B  D  P  P
F  K  W  J  V  W  D  P  O  R  R  O  K  O  T
E  N  D  M  X  R  R  E  N  C  A  B  L  Y  O
X  X  C  K  K  V  N  G  C  I  T  C  M  K  N
D  Z  H  M  N  B  R  Z  H  K  A  R  T  A  V
Y  F  T  A  S  P  T  T  O  W  E  R  G  J  C
D  Z  G  L  F  G  F  N  X  B  B  R  T  E  C
```

BIG BEN
CAMBRIDGE
CARLISLE
CASTLE
COVENTRY
DERBY

DOUBLE DECKER
LIVERPOOL
LONDON
MOORS
OXFORD
QUEEN

SOUTHHAMPTON
THAMES
TOWER
TRAIN
YORK

RIVER CRUISES

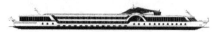

```
Q P Q O S A G J G R R D A N C
S L A N A C H C N E R F U M W
W U C H W U M A I N J H V B M
F A N U C C P E H B L G I F P
W O W Y C O W A Z R K Q V N O
M M G A Z N P T D T R H O N E
U K J X N E O V F A G B L R Z
U J V E L I N R V H W N G I T
P Z Y E L B E B U N A D A C I
L A Y B R L P G N O K E M Y D
S Y A Y B S E I N E D Q T M O
I H V X E H W S L C X Z M L F
Z T N E C C W B O U Y T F D Y
A C U G X J P B X M T K Q F R
H C S I F N Q J Z K U U A N S
```

DANUBE	MEKONG	SEINE
DOURO	MOSELLE	TULIP
ELBE	NILE	VOLGA
FRENCH CANALS	RHINE	YANGTZE
MAIN	RHONE	

CALIFORNIA

```
D  D  J  S  A  C  R  A  M  E  N  T  O  V  F
L  B  S  A  E  R  D  N  A  N  A  S  G  M  B
S  L  V  N  D  L  D  O  O  W  Y  L  L  O  H
A  O  H  R  I  N  E  O  C  I  H  W  C  J  T
N  N  M  X  G  A  A  G  O  L  F  K  B  A  S
F  G  D  I  M  I  T  L  N  W  Z  N  P  V  E
R  B  R  G  E  V  H  N  Y  A  D  V  C  E  Q
A  E  B  I  B  H  V  S  U  E  S  E  Z  O  U
N  A  C  A  Z  O  A  M  U  O  N  O  R  U  O
C  C  Z  B  J  Z  L  N  X  R  M  S  L  Y  I
I  H  U  G  G  P  L  W  A  C  D  Y  I  B  A
S  I  O  Q  D  G  E  Y  T  P  I  L  A  D  D
C  B  Q  P  Z  I  Y  E  S  A  N  J  O  S  E
O  G  E  I  D  N  A  S  U  R  F  I  N  G  E
N  A  E  C  O  C  I  F  I  C  A  P  Q  I  T
```

ANAHEIM	LOS ANGELES	SAN DIEGO
DEATH VALLEY	MOJAVE	SAN FRANCISCO
DISNEYLAND	MOUNTAINS	SAN JOSE
GOLD RUSH	PACIFIC OCEAN	SEQUOIA
GRIZZLY	REDWOOD	SURFING
HOLLYWOOD	SACRAMENTO	
LONG BEACH	SAN ANDREAS	

Puzzle #43

COUNTRYSIDE

```
Y Y E L L A V N O S D U H W E
A J L A N C A S H I R E Q F J
E Y E L L A V O R U O D E C C
H O F B A S E C N E V O R P L
A I N O C N A R F Y D X J A A
M G N W O O B C X L O I T Z S
P E H E T U R O P E R J K Q A
S C Z A S T U R I A S K K N L
H Y Q S W J S N U S E S F I C
I F X B O I H W A C T J E F O
R K P Y L R C A K N O N C O B
E F Q J D O R L O P Y S Y M A
M A L Y S D E L O R Y T Q T S
Y T G L W U E R I H S E H C C
F S E Q C H K T U S C A N Y E
```

ASTURIAS	DOURO VALLEY	LAS ALCOBAS
BRUSH CREEK	ESSEX	PROVENCE
CHESHIRE	FRANCONIA	TUSCANY
CORNWALL	HAMPSHIRE	TYROL
COTSWOLDS	HUDSON VALLEY	
DORSET	LANCASHIRE	

EUROPE

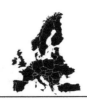

```
A E U M N D E N M A R K B N H
B U L G A R I A D C W H P J U
N G S H N O Z F I N P J C Z N
O Z V T K H Y Q D N A F T A G
E C N A R F U M Y N A L Q O A
D N A L N I F N U Y A M E Q R
C R O A T I A Y I I U L O R Y
P Y Q U Y A F C L A G F O R I
O O P V H N L D S A P L P P O
I S R R J J A I N O T S E U B
X W V T U Z T M O Q N I G B Y
Z E L G U S V G R E E C E V S
R D F X U G I H T E W T P E O
P E V B M K A Q G Q G P Y V G
A N E T H E R L A N D S U N E
```

AUSTRIA	FRANCE	POLAND
BELGIUM	GERMANY	PORTUGAL
BULGARIA	GREECE	ROMANIA
CROATIA	HUNGARY	SPAIN
CYPRUS	IRELAND	SWEDEN
DENMARK	ITALY	
ESTONIA	LATVIA	
FINLAND	NETHERLANDS	

CENTRAL AMERICA

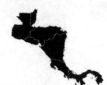

```
R Z E L S A L V A D O R S O T
N D R G Z A C U M E J A L J C
O L P O B E L I Z E E U D N N
U P A F D J S A R S U G Z X Q
O C J N N A Q O M A A R E I P
N M J H A N V V J E T U D T U
I U I P K C A L O N T S T L E
C X U H E F A P A Q A A O G R
A M C O S R L M A S N S U C T
R G Z N E L T B A N N U C G O
A S S D E D A L V N A A B Z L
G J Q U V G Y D Y L A M S V I
U K M R H R B E L M O P A N M
A U G A N A M K R M G G K J O
G G R S E M X I B Q C O L O N
```

BELIZE
BELMOPAN
COLON
COSTA RICA
EL SALVADOR
GUATEMALA

HONDURAS
MANAGUA
NICARAGUA
PANAMA
PANAMA CANAL
PUERTO LIMON

SAN JOSE
SAN SALVADOR

HIGHWAYS

```
L  E  F  U  R  K  A  P  A  S  S  Q  S  B  S
U  Q  J  T  I  R  E  U  X  N  L  O  Q  O  T
T  K  L  A  E  N  E  B  T  U  A  N  J  J  E
G  S  A  I  L  E  A  X  P  O  G  H  L  A  L
S  S  A  E  A  B  F  E  I  E  B  P  V  Y  V
C  S  Z  O  P  R  M  A  C  S  G  A  Z  Q  I
E  N  A  U  C  S  T  A  H  O  Y  O  H  W  O
N  S  T  P  S  C  N  T  R  L  T  T  T  N  P
I  C  J  N  G  A  I  A  O  O  E  A  X  X  A
C  X  P  Q  E  N  E  F  M  B  K  B  E  I  S
B  U  D  W  B  M  A  S  I  P  A  A  E  R  S
Y  W  Z  X  E  C  N  T  R  C  A  C  R  J  G
W  L  Q  R  R  U  V  A  H  E  A  H  D  A  D
A  L  J  H  N  I  Z  F  I  O  V  P  C  Y  K
Y  G  S  A  G  N  U  Y  H  T  R  O  N  L  C
```

AUTOBAHN	KARAKORAM	STELVIO PASS
CABOT TRAIL	NORTH YUNGAS	TIANMEN
CHAPMANS PEAK	OVERSEAS	
FURKA PASS	PACIFIC COAST	
GREAT OCEAN	ROHTANG PASS	
HANA	SCENIC BYWAY	
JEBEL HAFEET	SIXTY SIX	

AIRPORTS
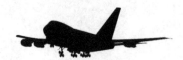

```
R  U  Z  V  A  N  C  O  U  V  E  R  M  I  N
D  F  O  O  P  D  N  Y  Q  M  Q  I  U  E  Z
U  U  R  J  E  K  F  J  E  K  W  R  N  G  T
L  A  V  J  A  P  R  T  O  L  E  F  I  I  R
L  D  B  G  R  W  U  Z  B  I  T  G  C  N  I
E  S  B  W  S  W  O  H  V  W  C  N  H  I  B
S  G  E  W  O  O  T  R  U  F  K  N  A  R  F
K  S  I  L  N  R  R  H  H  T  D  V  N  R  H
H  C  J  M  P  Y  N  L  U  T  O  N  G  M  G
S  A  I  I  E  R  U  O  A  I  A  S  I  H  O
I  A  N  W  D  R  A  O  E  N  J  E  O  A  Q
R  C  G  E  T  M  A  T  R  H  D  G  H  Y  R
Y  R  C  I  D  A  M  H  E  K  C  O  K  O  C
J  J  T  J  T  A  G  N  O  K  G  N  O  H  Z
G  M  X  P  H  L  A  G  U  A  R  D  I  A  Z
```

BEIJING	HANEDA	MUNICH
CHANGI	HEATHROW	OHARE
DULLES	HONG KONG	ORLANDO
EL PRAT	INCHEON	PEARSON
FRANKFURT	JFK	VANCOUVER
GATWICK	LAGUARDIA	
GRANTLEY	LUTON	

Puzzle #48

US ATTRACTIONS

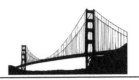

```
M A N H A T T A N W V E N Z S
N E R O M H S U R P B V K N S
I O G X Y O D E R A N O D E S
A E Y K E N N E D Y S P A C E
G D K N E T A G N E D L O G S
A E I L A Y S C A J R L L Q J
R E D S A C S D E E P K M C Y
A Y C R N W D S E C U C O J G
F O O A E E R N K N Y A A L H
A S Q M L V Y E A J A R L O C
L E E K Q P A W V R N L B I Q
L M L L B A E S O I G S I H K
S I W B W M C K E R R B J W Z
V T K R V S L Q I M L A O X R
V E G A S S T R I P M D Y D S
```

BRYCE CANYON
CARLSBAD
DENALI
DISNEY WORLD
GOLDEN GATE
GRAND CANYON
KENNEDY SPACE
KEYS

KILAUEA
MANHATTAN
MESA VERDE
NIAGARA FALLS
PIKE PLACE
RIVER WALK
RUSHMORE
SEDONA RED

VEGAS STRIP
YOSEMITE

RENTAL CAR

```
Z  L  R  Q  Z  W  M  B  N  O  C  R  Z  W  B
X  O  K  O  P  D  G  K  B  F  H  I  W  Z  G
M  C  G  J  M  Q  S  H  L  O  M  O  W  F  F
M  A  E  R  D  A  N  A  C  V  E  I  V  P  W
T  L  H  E  A  H  L  E  B  G  L  P  B  F  Z
H  I  Q  D  N  C  S  A  V  I  S  E  N  J  O
R  Z  A  S  B  I  S  T  I  W  W  N  A  E  O
I  A  O  P  U  Q  S  E  Y  E  O  T  T  U  M
F  K  Q  O  D  X  T  K  L  R  T  E  I  R  C
T  R  B  T  G  Z  W  R  J  Y  N  R  O  O  A
Y  F  A  I  E  H  T  X  I  S  M  P  N  P  R
D  N  K  L  T  N  E  R  N  O  Z  R  A  C  Q
V  V  J  D  O  R  C  B  E  M  L  I  L  A  O
J  H  M  E  I  K  Y  H  D  H  B  S  L  R  T
T  Q  X  N  E  C  G  S  H  A  R  E  N  O  W
```

ALAMO	HERTZ	SIXT
AVIS	LOCALIZA	THRIFTY
BUDGET	MYLESCAR	TILDEN
CANADREAM	NATIONAL	ZOOMCAR
CARZONRENT	REDSPOT	
ENTERPRISE	SHARE NOW	
EUROPCAR	SHLOMO	

PLANES

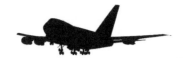

```
M  F  B  G  H  M  A  F  N  C  V  J  P  L  Y
G  B  W  R  O  A  A  U  L  E  A  R  J  E  T
Z  N  W  W  Q  M  N  E  K  Y  Y  R  L  X  R
N  W  I  J  H  P  R  S  R  C  R  A  V  G  I
O  L  B  E  A  H  G  E  S  T  C  L  P  W  S
K  J  L  T  O  I  J  C  A  E  S  L  L  D  T
T  G  R  A  P  B  R  N  L  R  C  F  Q  B  A
U  F  G  E  N  I  J  B  Y  A  B  A  L  Q  R
R  J  U  M  B  O  J  P  U  P  J  M  V  U  E
B  W  Z  N  H  U  I  V  M  S  S  H  E  E  G
O  J  O  P  O  S  X  G  L  O  A  S  Z  Z  H
P  T  L  G  Y  G  A  S  E  A  P  L  A  N  E
R  V  G  L  M  E  R  D  Z  R  R  E  M  B  Y
O  L  R  E  I  D  R  A  B  M  O  B  K  J  K
P  Y  K  D  E  E  H  K  C  O  L  K  D  B  O
```

AIRBUS	EMBRAER	SEAPLANE
AMPHIBIOUS	GULFSTREAM	TRISTAR
BOEING	JET	TURBOPROP
BOMBARDIER	JUMBO	
CARGO	LEARJET	
CESSNA	LOCKHEED	
DASH	REGIONAL	

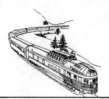

TRAIN STATIONS

```
M  D  A  N  T  W  E  R  P  X  I  S  Q  V  P
J  D  O  T  R  O  P  R  I  A  N  O  Y  L  H
R  Z  H  C  O  J  U  A  R  F  G  N  U  J  L
G  R  A  N  D  C  E  N  T  R  A  L  N  Z  I
G  N  I  H  A  U  H  C  M  K  K  I  I  H  I
D  U  N  E  D  I  N  A  Z  H  E  N  O  U  I
N  K  I  N  G  S  C  R  O  S  S  H  N  N  D
A  H  S  A  R  C  N  A  P  T  S  W  M  G  A
V  G  X  T  A  N  G  G  U  L  A  J  E  E  L
R  U  P  M  U  L  A  L  A  U  K  V  H  R  M
V  E  A  I  J  D  J  U  E  L  L  B  P  B  U
M  C  A  M  S  T  E  R  D  A  M  P  L  U  Z
H  K  A  N  A  Z  A  W  A  S  F  E  Z  R  C
G  D  H  N  G  Y  A  M  F  X  B  N  A  G  N
V  I  C  T  O  R  I  A  H  K  K  N  K  P  H
```

AMSTERDAM	JUNGFRAUJOCH	ST PANCRAS
ANTWERP	KANAZAWA	TANGGULA
ATOCHA	KINGS CROSS	UNION
DUNEDIN	KUALA LUMPUR	VICTORIA
GRAND CENTRAL	LUZ	
HUA HIN	LYON AIRPORT	
HUNGERBURG	PENN	

CANADIAN ATTRACTIONS

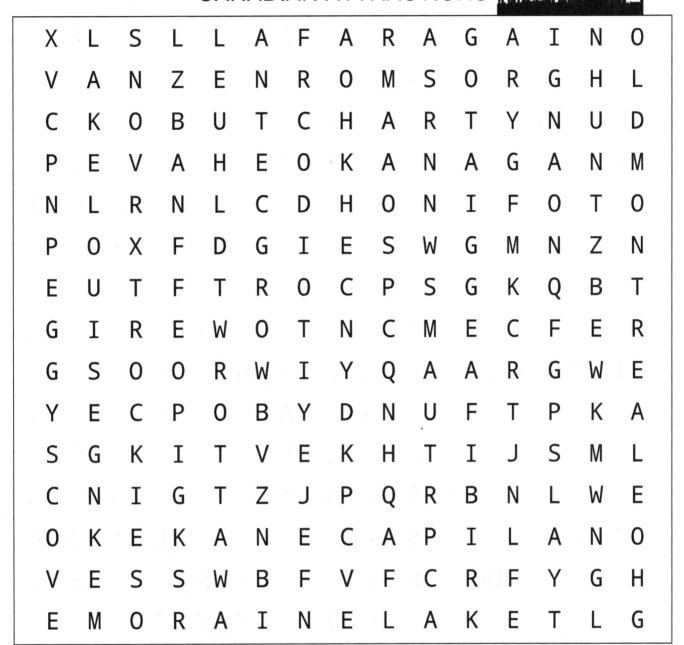

```
X  L  S  L  L  A  F  A  R  A  G  A  I  N  O
V  A  N  Z  E  N  R  O  M  S  O  R  G  H  L
C  K  O  B  U  T  C  H  A  R  T  Y  N  U  D
P  E  V  A  H  E  O  K  A  N  A  G  A  N  M
N  L  R  N  L  C  D  H  O  N  I  F  O  T  O
P  O  X  F  D  G  I  E  S  W  G  M  N  Z  N
E  U  T  F  T  R  O  C  P  S  G  K  Q  B  T
G  I  R  E  W  O  T  N  C  M  E  C  F  E  R
G  S  O  O  R  W  I  Y  Q  A  A  R  G  W  E
Y  E  C  P  O  B  Y  D  N  U  F  T  P  K  A
S  G  K  I  T  V  E  K  H  T  I  J  S  M  L
C  N  I  G  T  Z  J  P  Q  R  B  N  L  W  E
O  K  E  K  A  N  E  C  A  P  I  L  A  N  O
V  E  S  S  W  B  F  V  F  C  R  F  Y  G  H
E  M  O  R  A  I  N  E  L  A  K  E  T  L  G
```

ALGONQUIN	GROS MORNE	ROCKIES
BANFF	LAKE LOUISE	STAMPEDE
BUTCHART	MORAINE LAKE	TOFINO
CAPE BRETON	NIAGARA FALLS	
CAPILANO	OKANAGAN	
CN TOWER	OLD MONTREAL	
EMPRESS HOTEL	OTTAWA	
FUNDY	PEGGYS COVE	

USA

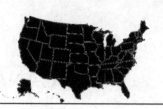

```
K  H  V  K  C  E  I  S  F  I  W  K  J  K  W
E  C  F  L  O  R  I  D  A  Y  I  Q  H  S  N
T  A  N  O  L  D  W  G  M  S  T  B  B  C  V
P  L  K  R  O  Y  W  E  N  D  N  V  P  O  S
A  I  B  S  R  P  N  E  V  A  D  A  C  N  I
K  F  G  N  A  O  I  O  H  L  A  F  K  N  F
O  O  B  E  D  L  D  D  L  P  R  K  V  E  E
H  R  A  Y  O  S  A  J  A  Y  I  K  I  C  Q
I  N  B  N  K  R  A  M  A  H  Z  K  R  T  D
O  I  A  S  Q  C  G  X  A  U  O  F  G  I  J
R  A  A  F  Y  C  U  I  E  B  N  G  I  C  M
E  Z  V  W  K  S  S  T  A  T  A  A  N  U  G
G  Z  Y  V  A  S  I  O  N  I  L  L  I  T  C
O  S  B  Q  Y  H  P  Q  I  E  S  T  A  S  Q
N  N  E  W  J  E  R  S  E  Y  K  Q  U  O  M
```

ALABAMA	GEORGIA	NEW JERSEY
ALASKA	HAWAII	NEW YORK
ARIZONA	IDAHO	OHIO
CALIFORNIA	ILLINOIS	OREGON
COLORADO	KANSAS	TEXAS
CONNECTICUT	KENTUCKY	VIRGINIA
FLORIDA	NEVADA	

CANADIAN CITIES

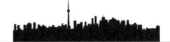

```
W  M  O  N  T  R  E  A  L  S  C  U  H  Q  D
A  T  Q  V  K  R  E  G  I  N  A  D  E  F  J
T  Z  O  E  E  V  A  N  C  O  U  V  E  R  S
E  C  E  R  L  F  H  D  E  I  M  C  D  K  A
R  E  D  M  O  N  T  O  N  H  B  N  O  F  S
L  S  I  O  W  N  N  S  F  O  C  Q  W  F  K
O  L  P  M  N  J  T  O  U  O  T  T  A  W  A
O  X  D  O  A  F  D  O  D  R  E  V  I  Z  T
C  O  M  Q  O  S  Y  B  A  N  R  U  B  K  O
E  Y  R  A  G  L  A  C  N  J  O  E  P  Y  O
C  U  N  V  G  Z  M  D  Q  A  W  L  Y  P  N
Z  O  M  M  A  G  U  A  S  S  I  S  S  I  M
K  N  O  T  S  G  N  I  K  K  C  O  K  L  G
A  W  A  H  S  O  A  K  V  I  L  L  E  F  O
I  H  P  L  E  U  G  V  I  C  T  O  R  I  A
```

BURNABY	LONDON	SURREY
CALGARY	MISSISSAUGA	TORONTO
EDMONTON	MONTREAL	VANCOUVER
GUELPH	OAKVILLE	VICTORIA
KAMLOOPS	OSHAWA	WATERLOO
KELOWNA	OTTAWA	
KINGSTON	REGINA	
KITCHENER	SASKATOON	

LANDMARKS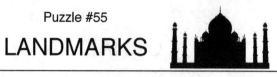

```
U  J  L  K  B  S  T  R  I  O  M  P  H  E  H
S  P  I  N  X  C  S  A  U  A  N  Y  S  P  K
N  Q  B  G  N  D  O  B  W  R  Z  U  U  P  G
D  I  E  I  F  F  E  L  J  R  U  B  Z  K  R
N  S  R  R  W  A  C  R  O  P  O  L  I  S  E
Z  L  T  M  V  R  R  O  R  S  I  K  U  V  A
P  T  Y  U  D  O  W  E  M  A  S  S  G  E  T
L  A  H  A  M  J  A  T  M  A  O  E  A  N  W
T  W  R  E  W  A  L  P  S  E  E  U  U  P  A
C  K  E  T  F  W  N  I  L  M  E  R  K  M  L
O  K  S  M  H  K  A  H  M  S  O  D  O  U  L
E  G  N  E  H  E  N  O  T  S  H  A  E  U  O
E  C  Q  B  U  O  N  K  X  N  C  Y  I  R  U
N  E  D  D  I  B  R  O  F  X  F  Y  L  J  V
E  F  O  R  Y  C  W  U  N  U  O  R  Y  V  E
```

ACROPOLIS	GREAT WALL	SPINX
ALPS	KREMLIN	STONEHENGE
ANGKOR WAT	LIBERTY	TAJ MAHAL
BURJ	MOAI	TRIOMPHE
COLOSSEUM	PARTHENON	ULURU
EIFFEL	PISA	
FORBIDDEN	REDEEMER	

CRUISE LINES

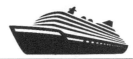

```
G  N  N  P  C  J  P  R  I  N  C  E  S  S  H
F  N  R  O  N  Q  Y  N  A  F  J  K  A  K  Y
H  M  I  U  D  N  C  T  O  I  M  F  E  G  P
A  W  H  K  O  I  A  A  I  T  N  E  G  E  R
P  S  C  A  I  B  E  I  R  R  O  A  X  N  W
A  I  S  D  R  V  A  S  G  N  B  T  E  F  F
G  L  P  C  B  G  D  E  O  E  I  E  P  C  E
L  V  A  R  G  F  E  R  S  P  W  V  L  J  O
L  E  Z  Y  A  G  A  Z  A  M  A  R  A  E  X
O  R  T  S  O  T  J  E  D  N  B  T  O  L  C
Y  S  B  T  N  R  S  X  I  H  U  L  S  N  I
D  E  N  A  C  U  S  D  S  I  K  C  K  O  Y
T  A  A  L  A  S  K  A  N  T  D  I  J  X  C
X  S  D  C  D  L  M  W  E  I  K  Y  C  E  G
Y  D  W  C  B  I  C  D  Y  I  W  I  P  L  Z
```

ALASKAN	HAPAG LLOYD	SEABOURN
AZAMARA	MSC	SILVERSEA
CARNIVAL	NORWEGIAN	VIKING
CELEBRITY	OCEANIA	WINDSTAR
COSTA	POSEIDON	ZEGRAHM
CRYSTAL	PRINCESS	
CUNARD	REGENT	
DISNEY	ROYAL	

AMERICAN CITIES

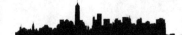

```
T  Q  T  H  S  S  E  L  E  G  N  A  S  O  L
W  J  H  D  F  Z  W  L  N  A  M  S  O  E  M
T  L  B  S  A  M  A  Y  B  P  U  I  K  M  J
Q  E  F  Z  I  L  S  A  G  E  V  S  A  L  Z
L  Q  L  C  V  H  L  D  A  V  R  I  T  M  S
L  J  J  L  S  D  P  A  W  T  I  M  Z  I  I
D  Z  A  F  I  U  N  M  S  N  N  O  P  S  N
C  O  J  C  Z  V  B  A  E  V  D  A  F  E  K
K  H  A  N  G  B  H  M  L  M  E  R  L  A  U
B  R  I  P  O  I  O  S  U  T  T  Y  A  T  E
N  A  O  C  M  T  U  O  A  L  R  V  F  T  A
S  D  N  Y  A  A  S  V  B  N  O  O  G  L  C
Z  Q  W  O  W  G  T  O  X  M  I  C  P  E  O
G  Z  Q  H  T  E  O  B  B  Y  T  E  U  X  D
R  E  V  N  E  D  N  I  X  I  N  E  O  H  P
```

ATLANTA	HOUSTON	PORTLAND
AUSTIN	LAS VEGAS	SEATTLE
BOSTON	LOS ANGELES	TAMPA
CHICAGO	MEMPHIS	
COLUMBUS	MIAMI	
DALLAS	NASHVILLE	
DENVER	NEW YORK	
DETROIT	PHOENIX	

CHINA

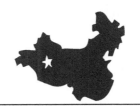

```
B E H S A D O G A P E E R H T
W M T G G W X K S V Q J S V B
K D O U Z R E L Y A N G T Z E
G R B U L L E S A B Y M V O Z
A K A A N F O A T L T D S I H
G T N P T T D N T L A T R P A
D N T Q N T T E G W A T N A N
F F A O V A T A E J A K O W G
N V O U C R E V I R I L E P J
C E Y K H A W C M S Y I L U I
I M M P G T R U O O H J K D A
M E C G T T N R D X G I D O J
B A P Y N V D U E A V A C N I
F S U Z H O U V O T N N O G E
Y B Z S H I L I N M J G M N U
```

GREAT WALL	MOUNT TAI	TERRACOTTA
LI RIVER	OCEAN PARK	THREE PAGODAS
LIJIANG	POTALA	WEST LAKE
LONGJI	PUDONG	WUDANG
LONGMEN	REED FLUTE	YANGTZE
MOGAO	SHILIN	ZHANGJIAJIE
MOUNT HUANG	SUZHOU	

CURRENCIES

```
P B Q T U C I A E D A H R V T
X H M G K Y L L C E V S G O J
V K G M X C O U Q G P D B I D
J K N O W U J P U R O U B L E
O U W T M W Z M S F I B R H T
W Q X F H F E R W U P Y E X Q
Z R P X R A N I D O L L A R U
O K K V A O B A S H E K E L T
D N A R P C S L W E L C E Q Y
Q O P C O R U E C N A R F Y D
P V G I U N S E P C F L C U Q
U Y I N N M A O L P O Q M E W
F A E F D Y T U F Y U S F C D
J I B N I M N E R C Q X G E U
D I R W Z J W V B X O G U W C
```

BAHT   PESO   RUPEE

DINAR   POUND   SHEKEL

DOLLAR   RAND   WON

EURO   RENMINBI   YEN

FRANCE   RIAL

KRONA   RIYAL

LEU   ROUBLE

MUSEUMS

```
C N P S Y J O N A C I T A V H
M V I C T O R I A O D B D X I
C X B D B I G I E Q M K L O N
E K E V J E U L A N O I T A N
F I Z D U H G T Z H V W L Z S
Z M T O K U G A W A G F T R M
H B H X G X E H T X K N K N I
Z E L S I D N R R I T N A Y T
F L U Y I Z H I Y P M O F H H
A L B E R T E L O U V R E R S
S I U H S T I R U A M U E W O
V Y R L I C M R O Q V S U H N
U Q G I T R F B B T M W T N I
A N A T I L O P O R T E M O A
N K M O D E R N A R T O D L N
```

ALBERT
BRITISH
GUGGENHEIM
HERMITAGE
KIMBELL
LOUVRE

MAURITSHUIS
METROPOLITAN
MODERN ART
NATIONAL
SHANGHAI
SMITHSONIAN

TOKUGAWA
VATICAN
VICTORIA

TRAVEL AGENTS

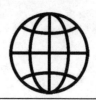

```
R  E  Z  Z  X  Y  X  N  J  N  M  Z  K  T  W
Z  U  R  S  B  I  O  G  I  I  H  M  B  R  O
N  T  T  T  F  L  J  G  L  L  U  K  N  A  R
F  R  I  N  N  Q  H  T  A  R  R  L  X  V  L
M  A  Y  B  B  E  D  C  B  V  T  A  I  E  D
E  V  Y  U  R  H  C  W  S  A  I  V  M  L  T
N  E  H  A  O  O  U  T  G  O  O  R  H  O  R
A  L  Q  N  A  T  J  H  H  N  R  Z  T  C  A
H  E  E  D  J  W  C  D  D  G  I  F  S  I  V
T  D  S  X  U  I  A  A  K  S  I  K  D  T  E
H  G  R  M  P  R  B  G  G  Q  V  L  O  Y  L
F  E  Z  R  S  E  Z  Y  E  T  X  A  F  O  C
F  U  E  W  G  A  D  E  L  M  A  N  Z  C  B
H  O  G  G  R  O  B  I  N  S  O  N  J  S  G
L  A  T  R  O  P  E  R  A  F  G  X  L  R  X
```

ADELMAN	FLIGHT CENTRE	ORBITZ
ATG	FROSCH	TRAVEL EDGE
BCD	HOGG ROBINSON	TRAVELOCITY
BOOKING	HOTWIRE	TRIVAGO
CWT	JTB	WORLD TRAVEL
EXPEDIA	MARLIN	
FAREPORTAL	OMEGA	

NEW YORK

```
K L I M E W A L L S T R E E T
Z A N R L E Y H W T N O B N I
E M P I R E S T A T E E R C M
I O H C H M G K R R C D E S K
T M P B E V B A F E L A E U H
I A L K Y N W R B J B E U C Q
M N C F B O T P I R W I M H L
E H I F C Z T R G D O A L E G
S A I D R A U G A L G N H E N
S T F L A Z Z I P L I E X S S
Q T Y E F W V P P P P N O E G
U A D B R O O K L Y N A W C V
A N V U P R C X E Ç O A R A U
R B Y H L W Y A W B U S R K N
E D N A L S I N E T A T S E K
```

BAGEL	FERRY	STATEN ISLAND
BIG APPLE	HARLEM	SUBWAY
BRIDGE	JFK	TIMES SQUARE
BRONX	LAGUARDIA	WALL STREET
BROOKLYN	LIBERTY	WTC
CENTRAL PARK	MANHATTAN	
CHEESECAKE	PIZZA	
EMPIRE STATE	QUEENS	

Puzzle #63

TRAVEL SNACKS

S A O L M T H N R O C P O P Q
Q E O N X T I C U Z C X B H O
D R I E D F R U I T J D C Q Y
S A A G S Z Z K R W S Z K R O
S L L B G E X A Y F D C T B G
W D D D L E K X L B H N U G U
G W E E U A V A I O N S A T R
U L Y E S E E H C M N O E S T
A B E Z S P M R O E L A U R Z
C H O C O L A T E F C I R O F
A C S R E K C A R C M I A G W
M P U V S F Q Z K G P Q R R A
O S U M M U H S S F H C N U T
L P X X G J O L P N P Q Y Y E
E B P R E T Z E L S L U O I R

CEREAL BAR	GUACAMOLE	SEEDS
CHEESE	HUMMUS	TRAIL MIX
CHOCOLATE	NUTS	VEGGIES
CRACKERS	POPCORN	WATER
DRIED FRUIT	PRETZELS	YOGURT
FRESH FRUIT	RICE CAKES	
GRANOLA	SANDWICH	

65

SUBWAY

```
J  B  Z  P  L  D  N  E  G  P  E  A  T  B  S
W  L  M  H  B  I  G  Z  G  C  S  E  G  D  Q
K  W  Y  M  H  E  A  T  Z  J  I  H  B  T  G
D  N  U  V  Q  K  K  R  N  H  J  R  F  U  D
I  V  N  G  Q  R  N  V  D  K  D  E  Q  N  T
H  G  D  P  P  D  E  O  Z  R  T  G  Q  N  E
E  X  E  W  S  J  M  G  I  K  I  S  K  E  X
A  C  R  V  D  X  M  S  N  T  S  H  G  L  J
M  O  G  O  W  U  V  R  K  E  A  A  T  R  R
C  S  R  E  T  U  M  M  O  C  S  T  R  F  T
O  M  O  T  M  A  P  D  Z  F  A  S  S  L  S
W  D  U  I  E  H  V  Z  Q  G  T  R  A  B  V
N  O  N  L  E  M  O  E  N  F  A  A  T  P  H
N  G  D  E  A  M  K  J  L  N  G  T  L  K  H
X  K  H  S  J  P  Q  U  Z  E  R  D  B  P  O
```

COMMUTERS	PLATFORM	TUBE
ELEVATOR	STATION	TUNNEL
MAP	THIRD RAIL	UNDERGROUND
METRO	TILES	
PASSENGER	TRACKS	

ROAD TRIP

```
E  E  J  P  C  A  R  Y  K  C  Q  E  I  S  S
K  S  E  S  S  A  L  G  N  U  S  D  H  P  N
S  S  R  O  H  Q  H  X  C  R  A  W  F  E  F
N  T  Q  T  I  R  E  V  H  M  P  T  S  E  X
A  O  S  G  G  D  F  T  O  L  L  Z  R  D  A
C  K  I  R  H  F  A  P  L  C  S  P  X  L  A
K  K  F  T  W  N  J  R  U  E  M  R  S  I  R
S  C  D  R  A  O  B  L  L  I  B  U  A  M  O
O  C  Y  Q  Y  T  H  P  Y  C  A  T  M  I  U
O  C  O  T  G  S  S  Y  J  M  X  P  A  T  T
B  Y  R  E  N  E  C  S  O  C  O  F  F  E  E
L  L  C  Y  L  B  T  M  A  P  H  T  D  O  S
C  I  F  F  A  R  T  H  H  G  N  P  E  A  V
N  O  I  T  A  C  A  V  O  P  E  Z  K  L  J
Y  Z  T  A  F  P  V  C  P  O  T  S  T  I  P
```

BILLBOARD	PITSTOP	SUNGLASSES
CAR	RADIO	TIRE
COFFEE	ROUTE	TOLL
GAS STATION	SCENERY	TRAFFIC
HIGHWAY	SEAT BELT	VACATION
MAP	SNACKS	
MOTEL	SPEED LIMIT	

CRUISE PORTS

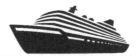

```
Y  R  F  O  U  T  I  S  L  A  N  D  S  C  E
A  N  O  J  Y  H  N  M  Y  U  G  G  F  V  R
V  I  P  A  D  V  H  U  A  S  S  A  N  F  A
V  J  H  K  T  W  K  E  C  I  N  E  V  Z  X
Q  E  I  C  X  A  A  G  Z  B  M  A  Q  K  S
H  J  L  W  C  S  N  A  E  L  R  O  W  E  N
S  U  I  O  O  E  V  E  R  G  L  A  D  E  S
H  I  P  X  Z  P  V  C  S  A  N  J  U  A  N
A  S  S  B  U  G  G  A  L  V  E  S  T  O  N
N  L  B  Q  M  N  W  O  T  E  G  R  O  E  G
G  A  U  E  E  H  E  L  L  I  E  S  R  A  M
H  N  R  O  L  F  C  A  N  A  V  E  R  A  L
A  D  G  S  J  O  S  U  E  A  R  I  P  N  X
I  Y  A  B  O  G  E  T  N  O  M  K  C  H  V
G  L  B  A  R  C  E  L  O  N  A  Z  S  I  F
```

BARCELONA
CANAVERAL
CIVITAVECCHIA
COZUMEL
EVERGLADES
GALVESTON
GEORGE TOWN
JEJU ISLAND

MARSEILLE
MIAMI
MONTEGO BAY
NASSAU
NEW ORLEANS
OUT ISLANDS
PHILIPSBURG
PIRAEUS

ROATAN
SAN JUAN
SHANGHAI
VENICE

CUBA

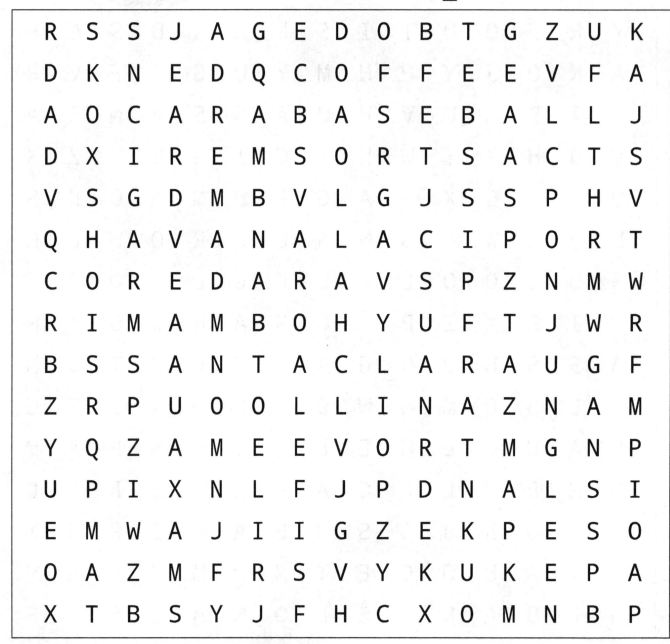

```
R  S  S  J  A  G  E  D  O  B  T  G  Z  U  K
D  K  N  E  D  Q  C  O  F  F  E  E  V  F  A
A  O  C  A  R  A  B  A  S  E  B  A  L  L  J
D  X  I  R  E  M  S  O  R  T  S  A  C  T  S
V  S  G  D  M  B  V  L  G  J  S  S  P  H  V
Q  H  A  V  A  N  A  L  A  C  I  P  O  R  T
C  O  R  E  D  A  R  A  V  S  P  Z  N  M  W
R  I  M  A  M  B  O  H  Y  U  F  T  J  W  R
B  S  S  A  N  T  A  C  L  A  R  A  U  G  F
Z  R  P  U  O  O  L  L  I  N  A  Z  N  A  M
Y  Q  Z  A  M  E  E  V  O  R  T  M  G  N  P
U  P  I  X  N  L  F  J  P  D  N  A  L  S  I
E  M  W  A  J  I  I  G  Z  E  K  P  E  S  O
O  A  Z  M  F  R  S  V  Y  K  U  K  E  P  A
X  T  B  S  Y  J  F  H  C  X  O  M  N  B  P
```

BARACOA	HAVANA	SANTA CLARA
BASEBALL	ISLAND	SPANISH
BEACH	JUNGLE	TROPICAL
BEANS	MAMBO	VARADERO
BODEGA	MANZANILLO	
CASTRO	MUSIC	
CIGAR	PESO	
COFFEE	SALSA	

Puzzle #68

AIRLINES

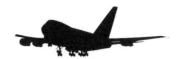

```
K  A  U  A  M  E  R  I  C  A  N  Z  X  Y  D
I  T  E  I  T  L  S  O  O  O  U  T  O  T  S
U  A  I  R  C  A  N  A  D  A  P  M  L  V  D
W  G  V  C  O  O  S  D  U  N  Q  A  Y  A  C
E  Q  N  H  E  M  Z  N  M  P  O  R  T  E  R
S  A  P  I  C  U  E  Q  A  K  L  C  H  I  U
T  N  C  N  W  J  R  X  B  R  I  T  I  S  H
J  E  I  A  M  N  T  O  I  K  T  J  J  M  W
E  N  A  Y  T  N  U  Q  W  C  L  R  E  R  I
T  P  V  S  M  L  K  S  A  I  O  U  I  N  Z
J  Q  T  A  Y  X  E  M  C  T  N  P  L  A  Z
T  H  T  M  T  J  I  D  H  R  A  G  A  F  A
R  E  U  L  B  T  E  J  T  I  O  R  S  X  I
K  K  A  S  N  A  H  T  F  U  L  M  C  W  R
J  K  B  Y  R  I  A  D  N  A  L  E  C  I  X
```

AEROMEXICO	DELTA	QATAR
AIR CANADA	EASYJET	SUNWING
AIR CHINA	EUROWINGS	TACA
AIR TRANSAT	ICELANDAIR	WESTJET
AMERICAN	JETBLUE	WIZZAIR
BRITISH	KLM	
CONDOR	LUFTHANSA	
COPA	PORTER	

70

Puzzle #69

LAS VEGAS

```
G  W  F  R  D  R  I  N  K  S  H  K  W  D  R
O  B  D  S  Z  K  A  D  A  V  E  N  W  W  P
L  C  G  F  R  C  E  P  C  I  K  Q  F  D  B
D  E  M  G  W  A  N  I  J  N  D  C  R  R  D
E  K  F  J  C  F  S  J  Z  T  Y  E  E  R  E
N  N  C  A  K  G  R  E  K  O  P  L  M  C  D
N  U  S  A  O  E  N  D  A  G  R  U  O  O  P
U  O  B  L  J  N  T  I  P  C  P  X  N  N  C
G  U  I  X  A  K  I  T  L  S  J  O  T  V  Z
G  H  T  G  S  T  C  S  E  B  T  R  O  E  V
E  U  E  K  A  L  R  A  A  L  M  H  O  N  U
T  H  O  T  E  L  O  O  L  C  U  A  G  T  D
K  E  M  D  C  Y  L  T  S  B  R  O  G  I  M
S  Q  U  F  I  R  D  E  S  E  R  T  R  O  L
E  P  Z  T  E  F  F  U  B  C  R  O  Z  N  Y
```

BELLAGIO	DRINKS	POKER
BLACKJACK	FREMONT	RESORT
BUFFET	GAMBLING	ROULETTE
CAESARS	GOLDEN NUGGET	SLOTS
CASINO	HOTEL	SUN
COMEDIAN	LIGHTS	
CONVENTION	LUXOR	
DESERT	NEVADA	

TAXI

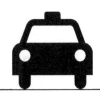

```
P  X  C  A  N  M  G  K  B  F  N  V  C  G  J
M  Q  X  Y  X  I  T  U  X  R  M  H  D  S  O
O  Y  I  C  A  D  D  O  S  I  D  Z  H  D  A
A  U  I  I  J  N  J  I  S  T  G  T  Q  K  G
P  B  M  X  M  R  B  G  A  J  T  I  S  W  A
O  A  A  X  A  Y  J  L  R  U  L  E  C  A  B
L  L  L  Y  F  T  F  Z  A  A  K  Z  G  V  B
H  F  A  U  B  F  O  I  N  B  B  I  R  N  B
K  Q  Z  C  H  P  L  A  B  Z  L  T  D  N  P
M  M  R  I  A  K  L  U  K  A  A  A  A  I  M
K  H  W  R  I  B  C  B  B  A  C  U  C  X  D
Q  F  T  L  L  M  S  E  F  Y  K  H  R  A  I
W  M  S  S  O  F  G  R  B  T  T  J  X  E  R
S  Z  N  P  X  F  V  X  A  L  O  I  X  O  M
T  Y  K  N  C  K  Z  P  N  I  P  S  C  K  R
```

BECK	GETT	MERU
BLABLACAR	GRABTAXI	OLACABS
BLACK TOP	HAILO	UBER
CABIFY	KAKAOTAXI	
CITY	LECAB	
DIDI KUAIDI	LYFT	

AUSTRALIAN ATTRACTIONS

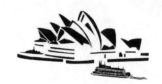

```
L  R  E  I  R  R  A  B  T  A  E  R  G  L  Q
M  H  B  S  A  L  G  U  O  D  T  R  O  P  H
O  E  A  O  H  G  H  D  J  S  W  F  C  W  M
S  D  W  D  N  K  R  Y  A  B  E  W  H  D  Z
S  C  K  Q  M  D  G  E  A  I  U  C  X  V  J
M  Y  A  E  M  I  I  E  A  B  N  V  H  X  F
A  F  K  B  E  T  R  B  Q  T  N  T  K  F  C
N  I  A  W  L  G  G  A  E  M  O  O  R  B  R
G  L  D  A  B  E  Y  C  L  A  P  C  Y  E  R
O  Y  U  Q  O  R  B  G  F  S  C  M  E  R  E
R  Z  U  R  U  L  U  E  V  D  A  H  Q  A  B
G  T  A  T  R  R  E  S  A  R  F  R  X  O  N
E  W  C  Q  N  K  J  W  C  C  B  J  C  W  F
O  P  Y  N  E  A  W  V  M  Q  H  A  V  H  F
L  L  A  S  S  O  T  N  U  O  M  E  C  N  I
```

ADMIRALS ARCH	FRASER	MOUNT OSSA
BONDI BEACH	GREAT BARRIER	PORT DOUGLAS
BROOME	GREAT OCEAN	ULURU
BRYON BAY	KAKADU	
CABLE BEACH	MELBOURNE	
DAINTREE	MOSSMAN GORGE	

Puzzle #72

CARIBBEAN

```
N  F  A  T  O  G  V  N  D  J  Z  O  N  Q  V
O  T  C  I  A  D  R  J  I  T  Y  E  O  N  J
T  G  B  R  C  R  Y  E  Y  X  C  V  W  O  P
R  J  A  E  C  U  R  F  N  T  W  B  K  D  S
I  C  R  B  L  F  L  E  G  A  V  X  A  M  R
N  X  B  D  O  I  D  T  S  S  D  F  F  I  A
I  G  A  P  L  T  Z  O  N  T  G  I  Q  G  U
D  O  D  N  F  T  A  E  M  I  N  Y  N  R  J
A  T  O  I  G  V  N  N  O  I  A  O  B  E  H
D  D  S  S  U  U  T  I  D  K  N  S  M  N  S
E  D  G  C  Y  Q  I  J  A  M  A  I  C  A  J
J  U  T  Z  A  X  G  L  G  N  B  P  C  D  J
D  E  U  D  N  U  U  Q  L  H  C  Z  A  A  A
Y  A  F  Z  A  H  A  G  W  A  W  F  J  S  Z
S  A  I  N  T  V  I  N  C  E  N  T  K  H  H
```

ANGUILLA   GRENADA   SAINT LUCIA
ANTIGUA   GRENADINES   SAINT VINCENT
BARBADOS   GUYANA   TOBAGO
BELIZE   JAMAICA   TRINIDAD
DOMINICA   MONTSERRAT

TRAIN II

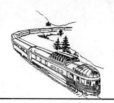

```
F  J  B  L  O  C  O  M  O  T  I  V  E  I  P
B  L  O  D  G  O  X  J  A  K  H  Q  G  C  P
A  G  P  R  E  N  O  I  T  A  T  S  E  H  I
I  L  J  Z  O  D  I  E  N  K  Y  N  R  Q  T
T  D  L  N  J  U  U  S  L  K  C  A  R  T  V
N  I  B  A  C  C  N  N  S  T  A  Q  H  X  L
V  E  M  M  B  T  B  D  E  O  S  R  N  J  O
R  I  S  E  M  O  D  K  H  I  R  I  T  H  L
E  A  A  O  T  R  A  C  F  O  I  C  H  M  T
S  N  C  R  O  A  O  R  R  O  U  T  E  W  A
T  N  I  X  A  B  B  F  D  L  X  S  B  T  E
X  R  X  G  O  I  A  L  T  I  C  K  E  T  C
Z  I  A  K  N  B  L  C  E  A  D  Z  C  M  W
E  N  G  I  N  E  E  R  K  D  L  Q  U  U  N
W  C  T  M  N  K  Z  L  Z  A  N  P  M  Y  U
```

ALL ABOARD	ENGINE	TICKET
AMTRAK	ENGINEER	TIMETABLE
BOXCAR	LOCOMOTIVE	TRACK
CABIN	PLATFORM	TRAIN
CABOOSE	ROUNDHOUSE	VIA RAIL
CONDUCTOR	ROUTE	WHISTLE
CROSSING	STATION	

Puzzle #74

CANADA

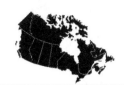

```
M W N Z P V W P H Q U O G W H
P N U N A V U T A Q U G R Z N
M J R W D T O J L P U P I S O
H K J O O I R A T N O E M F V
Q R I A D W E E K G O W B I A
M M V O C A G P B N F K E E S
I H O C O G R Q K L M H U F C
R P C F S X Z B N O A Y Z Y O
T N Z H X F L C A W N G Y H T
O D P T O U R M E L I Z T V I
H K R H P W E K C E T W N X A
O X Y D N A L D N U O F W E N
K A B T C O V R S L B T V M G
S A S K A T C H E W A N P B V
E N E W B R U N S W I C K S N
```

ALBERTA
LABRADOR
MANITOBA
NEW BRUNSWICK
NEWFOUNDLAND

NOVA SCOTIA
NUNAVUT
NWT
ONTARIO
PEI

QUEBEC
SASKATCHEWAN
YUKON

INFLIGHT MAGAZINES

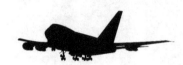

```
S  A  R  O  A  I  K  E  E  D  S  A  W  A  S
S  T  A  D  M  O  Z  V  F  A  Y  B  T  J  U
P  E  R  B  I  K  B  O  G  H  B  B  V  E  F
R  E  E  A  N  K  Y  R  Z  A  C  U  O  T  Q
C  N  M  S  T  E  Z  Y  R  N  I  S  Y  A  E
I  R  G  W  I  O  F  X  D  A  I  I  E  W  D
J  O  W  R  M  E  S  Z  N  H  V  N  U  A  W
L  U  I  E  E  D  I  S  C  O  V  E  R  Y  V
Q  T  P  D  S  P  O  A  G  U  E  S  M  T  C
A  E  Z  Y  J  T  P  H  O  R  U  S  O  C  E
N  B  K  N  S  F  J  O  F  W  V  L  K  X  P
T  H  M  A  S  E  R  E  H  P  S  I  M  E  H
A  X  B  S  S  P  J  V  T  L  W  F  D  P  C
S  A  L  T  A  L  T  I  T  U  D  E  N  D  U
Z  L  R  Y  Q  O  P  E  N  S  K  I  E  S  K
```

ALTITUDE	HOPPER	QANTAS
ATLAS	HORUS	SAWASDEE
BUSINESS LIFE	IN TIME	STRATOS
DISCOVERY	INZOZI	VOYEUR
DYNASTY	JETAWAY	WESTJET
ENROUTE	KIA ORA	
HANA HOU	OPEN SKIES	
HEMISPHERES	ORYX	

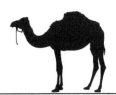

LOCAL TRANSPORT

R	X	Q	W	T	G	S	M	I	L	W	Z	X	I	V
D	K	C	Z	F	A	B	D	H	U	U	O	O	W	S
U	B	A	L	O	D	N	O	G	V	X	W	P	O	W
R	Y	I	B	H	H	V	U	R	J	P	H	S	U	B
K	E	N	V	K	E	K	B	Z	T	C	S	J	J	I
I	Z	T	I	U	G	B	L	T	L	E	A	P	V	C
S	M	E	O	A	X	U	E	B	U	T	M	M	U	Y
R	Y	A	F	O	R	X	D	E	L	G	L	X	E	C
N	I	R	R	A	C	T	E	E	R	T	S	F	D	L
T	R	C	C	T	B	S	C	A	R	R	I	A	G	E
U	N	Z	K	Y	E	N	K	C	A	H	J	U	F	V
K	M	U	X	S	U	F	E	R	R	Y	G	K	Z	J
T	V	S	B	Q	H	F	R	C	I	W	B	H	W	K
U	R	U	K	O	S	A	X	B	E	Y	D	H	U	W
K	X	B	Y	H	Y	A	W	B	U	S	O	S	V	D

BICYCLE	GONDOLA	SUBWAY
BUS	HACKNEY	TRAIN
CAMEL	METRO	TRAM
CARRIAGE	RICKSHAW	TUBE
DOUBLE DECKER	SCOOTER	TUK TUK
FERRY	STREETCAR	

Puzzle #77

TRAVEL ESSENTIALS

```
C R A E W R E D N U C U T K R
U N Q Y K E D F A Y H V C L Q
J M A E R C A M E R A O A X T
H E V S K H O Q R I R S M U N
P D G H K O E L Y R G H W Y J
R I A A L C O A C W E A C F H
F C U D C L A B D S R M D D R
J A U E B V S N Q P E P G T P
P T G W G Q Q E S P H O L N N
J I X C X V Q S H W G O H T C
U O L V R W L A P T O P N S M
U N R L V P A S S P O R T E E
R T X J O D E E A R P L U G S
A X Z D L W C N B D L W C B B
Y R D B V H Y M L Y T F Z K H
```

BOOK	EYE SHADE	PILLOW
CAMERA	HEADPHONES	SHAMPOO
CHARGER	LAPTOP	SHOES
CLOCK	MEDICATION	SNACKS
CLOTHES	PASSPORT	UNDERWEAR
CREAM	PEN	
EAR PLUGS	PHONE	

WORLD CITIES

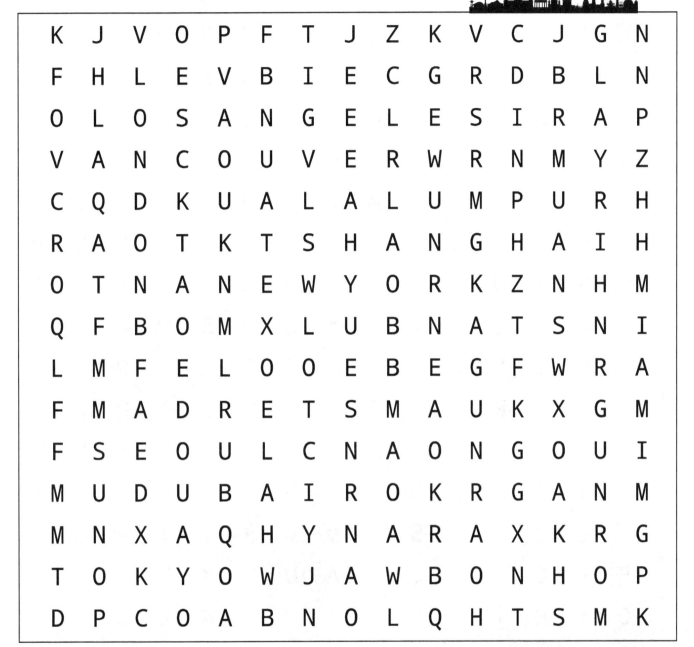

```
K J V O P F T J Z K V C J G N
F H L E V B I E C G R D B L N
O L O S A N G E L E S I R A P
V A N C O U V E R W R N M Y Z
C Q D K U A L A L U M P U R H
R A O T K T S H A N G H A I H
O T N A N E W Y O R K Z N H M
Q F B O M X L U B N A T S N I
L M F E L O O E B E G F W R A
F M A D R E T S M A U K X G M
F S E O U L C N A O N G O U I
M U D U B A I R O K R G A N M
M N X A Q H Y N A R A X K R G
T O K Y O W J A W B O N H O P
D P C O A B N O L Q H T S M K
```

AMSTERDAM   LONDON   SEOUL
BANGKOK   LOS ANGELES   SHANGHAI
BARCELONA   MIAMI   TOKYO
BERLIN   NEW YORK   TORONTO
DUBAI   OSAKA   VANCOUVER
HONG KONG   PARIS
INSTANBUL   PRAGUE
KUALA LUMPUR   ROME

ITALY

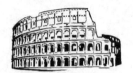

```
W O H V E A L Q Y P X U O V A
X C M W R M S Y O N A U M V K
B O L I V E O I L G A Z C X H
Y W D N L F T R P S D C Z G U
B G Q E T A A O I Q J E S I G
V O K W C S N L O Y G J E U P
B N N U X H M N U C N P X T T
F D S I C I L Y S S S O B W F
Y O S F C O F F E E N I R U T
F L O R E N C E U P L I Q F W
Z A T S A P S N R X W P N E Y
I I A N G O L O B A H M A E M
Y U Z K U S I M A R I T R N P
R E C I N E V A U F K T L E I
Q Y H Y N M V T W H M L U A G
```

BOLOGNA	OLIVE OIL	SICILY
COFFEE	PASTA	TIRAMISU
FASHION	PENINSULA	TURIN
FLORENCE	PISA	TUSCANY
GONDOLA	PIZZA	VENICE
MILAN	ROME	WINE
NAPLES	SCOOTER	

AUSTRALIA

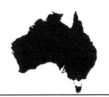

```
O  D  R  E  W  E  L  T  S  A  C  W  E  N  I
I  D  A  R  W  I  N  B  A  G  N  O  D  O  W
J  T  S  A  O  C  L  A  R  T  N  E  C  F  J
G  O  X  R  J  B  J  T  B  U  N  B  U  R  Y
M  N  G  I  A  A  U  H  Y  S  H  Z  B  M  C
W  E  O  I  J  C  R  U  M  E  I  T  H  B  T
O  Y  L  L  D  B  P  R  G  M  U  R  O  C  O
L  K  D  B  E  N  B  S  E  S  N  Y  B  C  W
L  M  C  W  O  E  E  T  N  B  V  G  A  Q  N
O  W  O  T  P  U  G  B  E  R  N  L  R  M  S
N  A  A  B  H  T  R  E  P  L  I  A  T  X  V
G  I  S  E  C  Y  E  N  D  Y  S  A  C  V  I
O  L  T  E  D  I  A  L  E  D  A  E  C  I  L
N  Y  J  V  V  C  T  A  R  A  L  L  A  B  L
G  S  O  T  T  O  O  W  O  O  M  B  A  W  E
```

ADELAIDE	CENTRAL COAST	SYDNEY
BALLARAT	DARWIN	TOOWOOMBA
BATHURST	GEELONG	TOWNSVILLE
BENDIGO	GOLD COAST	WODONGA
BRISBANE	HOBART	WOLLONGONG
BUNBURY	MELBOURNE	
CAIRNS	NEWCASTLE	
CANBERRA	PERTH	

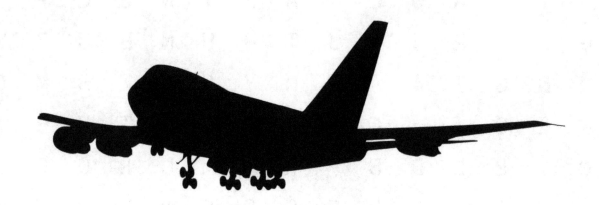

Travel Word Search
Solutions

SOUTH AMERICA
Puzzle # 1

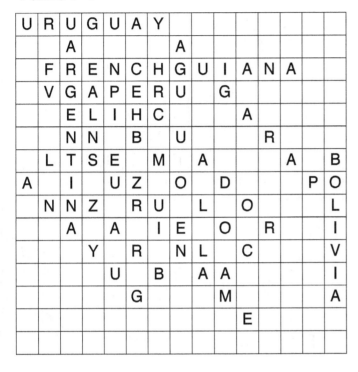

```
U R U G U A Y
  A       A
  F R E N C H G U I A N A
  V G A P E R U   G
  E L I H C   A
  N N   B   U     R
  L T S E   M   A     A   B
A   I   U Z O   D     P O
N N Z   R U   L   O     L
  A A I E   O R     I
  Y   R N L   C     V
  U   B   A A     I
  G       M     A
        E
```

MULTI-GENERATIONAL
Puzzle # 2

```
C R U I S E   G
H T O G E T H E R D
I F     U       A N
L   A R E H T O M D N A R G
D N   M   Y C A G E L D L
R   O   I   E       S S
E V I S U L C N I L L A   O I
N M     R   Y   S S I K     N
  E       E       I
  M       T       D
  O   L A U G H T E R
  R   P H O T O G R A P H
  I G R A N D D A U G H T E R
  E R E H T A F D N A R G
  S T O R I E S     D
```

HEADPHONES
Puzzle # 3

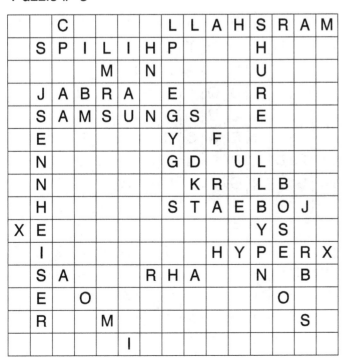

```
    C       L L A H S R A M
  S P I L I H P     H
      M   N       H U
  J A B R A   E       R
  S A M S U N G S     E
  E       Y   F
  N       G D   U L
  H       K R   L B
  H       S T A E B O J
X E           Y S
  I           H Y P E R X
  S A     R H A   N   B
  E   O           O
  R   M           S
        I
```

TRAIN
Puzzle # 4

```
E L G A E N E D L O G
        N Y L L Y L A T
E N     A N I N R E B
N P I       A
M O E A L A T N E I R O
O   L H R       D
U     P C T     D E N A L I G
N D N O M L E B E R G E N   L
T A     G I E U U       A A
A N     H N S R L H       C
I U A   A I A   Y B S     I
N B   C N   R R   H   U   E
E E     C   A U   P   Y R
E R H I N E   M D   E   K
R       D       Z
```

84

ANTARCTICA
Puzzle # 5

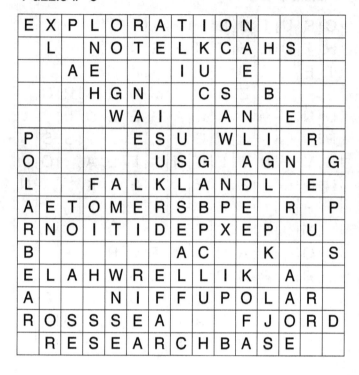

E	X	P	L	O	R	A	T	I	O	N			
	L		N	O	T	E	L	K	C	A	H	S	
		A	E					I	U		E		
			H	G	N			C	S		B		
				W	A	I			A	N		E	
P				E	S	U		W	L	I		R	
O				U	S	G		A	G	N		G	
L		F	A	L	K	L	A	N	D	L		E	
A	E	T	O	M	E	R	S	B	P	E		R		P
R	N	O	I	T	I	D	E	P	X	E	P		U
B				A	C		K			S			
E	L	A	H	W	R	E	L	L	I	K		A	
A		N	I	F	F	U	P	O	L	A	R		
R	O	S	S	S	E	A				F	J	O	R	D
	R	E	S	E	A	R	C	H	B	A	S	E	

MOUNTAINS
Puzzle # 6

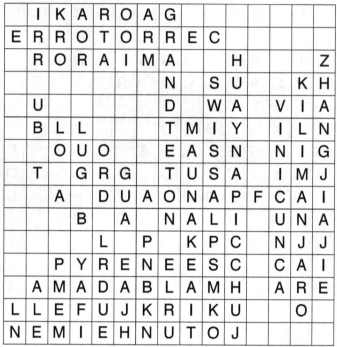

	I	K	A	R	O	A	G					
E	R	R	O	T	O	R	R	E	C			
	R	O	R	A	I	M	A			H			Z
				N		S	U				K	H
U				D		W	A			V	I	A
B	L	L			T	M	I	Y		I	L	N
	O	U	O		E	A	S	N		N	I	G
T		G	R	G		T	U	S	A		I	M	J
	A		D	U	A	O	N	A	P	F	C	A	I
		B		A		N	A	L	I		U	N	A
			L		P		K	P	C		N	J	J
	P	Y	R	E	N	E	E	S	C		C	A	I
A	M	A	D	A	B	L	A	M	H		A	R	E
L	L	E	F	U	J	K	R	I	K	U			O
N	E	M	I	E	H	N	U	T	O	J			

AFRICA
Puzzle # 7

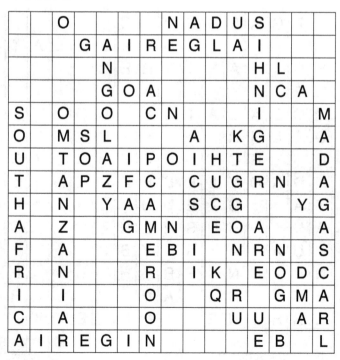

		O			N	A	D	U	S			
		G	A	I	R	E	G	L	A	I		
		N						H	L			
		G	O	A			N	C	A			
S		O		C	N			I		M		
O	M	S			A		K	G		A		
U	T	O	A	I	P	O	I	H	T	E		D
T	A	P	Z	F	C		C	U	G	R	N	A
H	N		Y	A	A		S	C	G		Y	G
A	Z			G	M	N		E	O	A		A
F	A			E	B	I		N	R	N		S
R	N			R		I	K		E	O	D	C
I	I			O			Q	R		G	M	A
C	A			O				U	U		A	R
A	I	R	E	G	I	N				E	B	L

AT THE BEACH
Puzzle # 8

			P		A	L	L	E	R	B	M	U
	R	E	T	A	W	T	L	A	S			
			D	A		F		U				
			D	Q		I	R		N			
			L	U		S	T	E				
			B	E	A	C	H	B	A	L	L	G
P	D		B	F	L			H	O	O		
S	I	N	O	I	L	L		W			O	
	L	E	A	T		E	E		A	G	C	
		A	R	S	E		K	H		V	L	
			D		K		R	S	F	E	E	R
S	U	R	F	I	N	G		N	O	A	S	S
				A			A	N	E			
G	N	I	M	M	I	W	S			L	S	S
	S	U	N	S	C	R	E	E	N		B	

HOTELS
Puzzle # 9

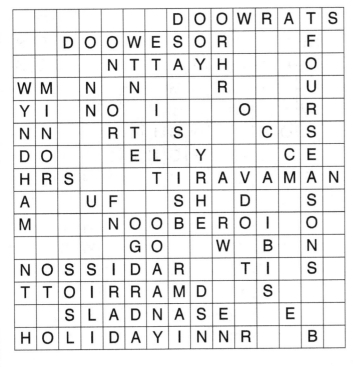

EUROPEAN CITIES
Puzzle # 10

				B	E	R	L	I	N			
				B						V		
	M		D	I	R	D	A	M		E		
E	U	G	A	R	P	U			V	I	E	N	N	A
F	T		T	D	S	P	A	R	I	S	I	
R	S	H	N	R	S					C		
	A	E		A	E	D	A	R	G	L	E	B
	T	N	R		L	T	U			L		
M		S	K	A	S	I	S	B	E		I	
N	O		E	F	H		M	M	L	M	S	
A	S	S		P	U	C			A	I	O	
P	L		C		A	R	U				N	R
L	O	N	D	O	N	D	T	B				
E				W		U						
S						B						

ARIZONA
Puzzle # 11

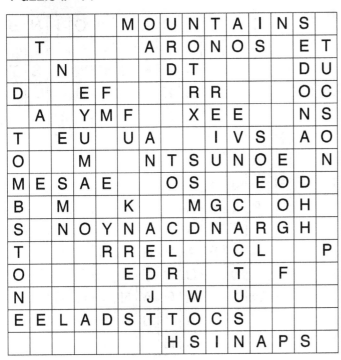

FRANCE
Puzzle # 12

P						C						
	A						H					
	R			E	C	I	N	E		B		
E	L	L	I	E	S	R	A	M		E	A	
P			S			V				S	L	
A						A			T	E	P	
I	B	C					H		I				S
N	E	O	A						E	L		
T		H	R	N	N				B	L		
I			P	D	N	O	J	I	D	I	E	U
N			M	E	E	Y		C	I	R	A	
G			O	A	S	L		Y	F		E	G
				I	U			C	F				T
				R	X		L	E	N	I	W	
G	R	U	O	B	S	A	R	T	S	E	L	

86

TRAVEL II
Puzzle # 13

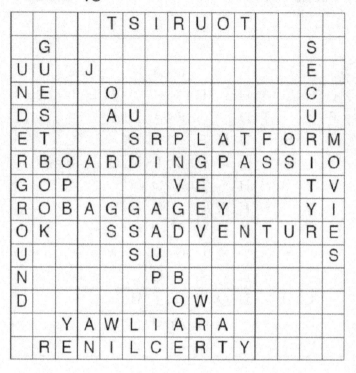

```
        T S I R U O T
  G                       S
U U   J                   E
N E     O                 C
D S     A U               U
E T       S R P L A T F O R M
R B O A R D I N G P A S S I O
G O P         V E         T V
R O B A G G A G E Y       Y I
O K       S S A D V E N T U R E
U       S U               S
N           P B
D           O W
  Y A W L I A R A
  R E N I L C E R T Y
```

FLYING
Puzzle # 14

```
  E T N I B D A E H R E V O
  E D N R C   T L E B T A E S
    N A E E A   N E E R C S
      T H M N R
  W     R S E I R
E A O H   Y W C L Y
L T L E   F O N C O
E B T L A C O D U E N
B   N A E I D A R N O R W
L   I T N P P B M I N I
  A   Z Y D   H I   W N
K C A N S A A A   O N   D A
    K   G R N   N   O
    E   A T T   E W
    T   M       S
```

FLORIDA
Puzzle # 15

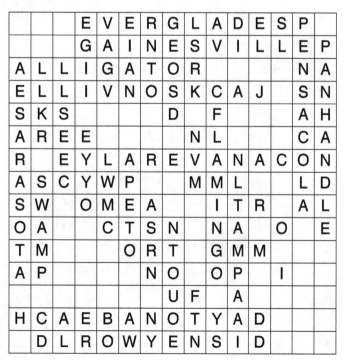

```
    E V E R G L A D E S P
    G A I N E S V I L L E P
A L L I G A T O R     N A
E L L I V N O S K C A J   S N
S K S     D   F     A H
A R E E     N L     C A
R   E Y L A R E V A N A C O N
A S C Y W P   M M L     L D
S W   O M E A     I T R A L
O A     C T S N   N A   O E
T M       O R T   G M M
A P       N O   O P   I
          U F   A
H C A E B A N O T Y A D
  D L R O W Y E N S I D
```

TRAIN COMPANIES
Puzzle # 16

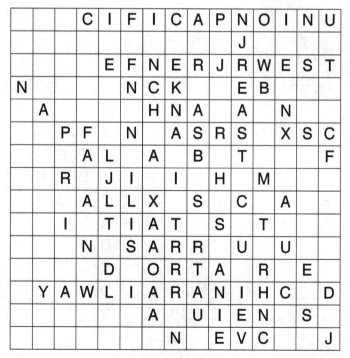

```
      C I F I C A P N O I N U
                  J
      E F N E R J R W E S T
N       N C K     E B
  A       H N A   A N
    P F N   A S R S   X S C
    A L   A   B   T       F
  R   J I   I   H   M
  A L L X   S   C   A
I   T I A T   S   T
  N   S A R R   U   U
  D   O R T A   R   E
Y A W L I A R A N I H C   D
  A   U I E N   S
  N   E V C     J
```

TRAVEL
Puzzle # 17

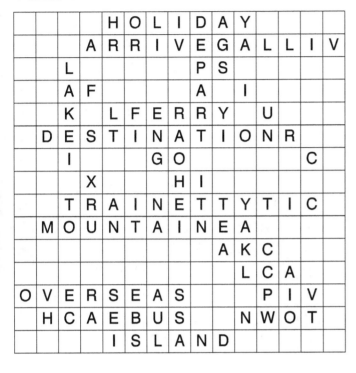

```
      H O L I D A Y
    A R R I V E G A L L I V
  L             P S
  A F           A   I
  K L F E R R Y     U
D E S T I N A T I O N R
  I       G O             C
    X         H I
  T R A I N E T T Y T I C
M O U N T A I N E A
            A K C
            L C A
O V E R S E A S     P I V
  H C A E B U S   N W O T
      I S L A N D
```

ASIA
Puzzle # 18

```
M A N T E I V
P H I L I P P I N E S
S     S   H S I N G A P O R E
O L       Y J O       A
U   A     A   N I   W
T A I P   P L   G N   I       P
H N   E A D A   K D     A     A
K S D I   N I N M   O I     T K
O   O   H S E D A L G N A B I
R   N A   C     O L       G U S
E   E   L       B I         T T
A   S       M Y A N M A R A A
    I   M O N G O L I A H N N
    A K N A L I R S     C T
```

CRUISE
Puzzle # 19

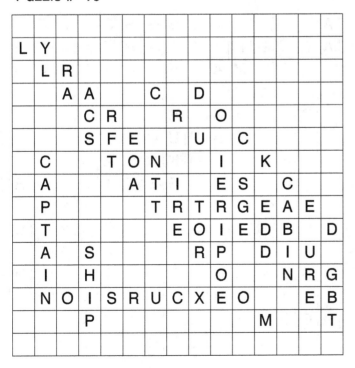

```
L Y
  L R
    A A     C   D
    C R       R   O
    S F E       U   C
C       T O N     I   K
A       A T I   E S   C
P           T R T R G E A E
T           E O I E D B     D
A   S         R P   D I U
I   H             O     N R G
N O I S R U C X E O     E B
    P                 M     T
```

LONDON ATTRACTIONS
Puzzle # 20

```
      B       N A I R D N O M
P H   M A H G N I K C U B     T
A   C N   K L               O
R   I O   E L               W
L     W T   R A             E
I     N N P   S M       C R
A       O E M S T E       O B
M H A M P S T E A D R H   V R
E Y           G R H O E T E I
N D R A H S     N G   R E N D
T E N O D E L B M I W   R T G
  P       T H A M E S     A E
  A       E Y E N O D N O L H
N R E D O M E T A T     E
  K Y L L I D A C C I P   K
```

SAFARI
Puzzle # 21

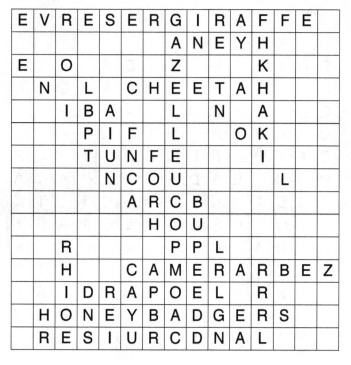

ISLANDS
Puzzle # 22

				S	A	I	N	T	L	U	C	I	A
				J			N	M					
A	C	R	O	J	A	M		A					S
S	O	N	O	K	Y	M		L	W				I
T	I	B	I	Z	A		A	D		A			N
A	R	O	B	A	R	O	B	I			L		G
H	R	A		I			V	C			A	A	
I	A	R	N		A		E	M	A	U	I	P	
T	C	B		T	F	U	S				O		
I	A	A			I	L	A	B			R		
	Y	D		S	J	G		K			E		
	O				I		U						
	S					V	C	A	P	R	I		
		S	E	L	L	E	H	C	Y	E	S		
S	A	N	T	O	R	I	N	I					

BEACHES
Puzzle # 23

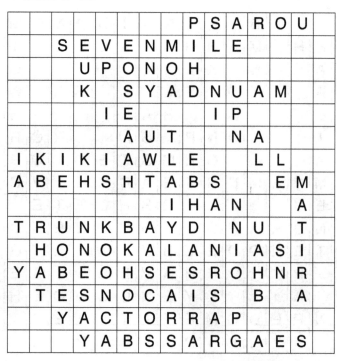

MUST SEE
Puzzle # 24

A				M	U	E	S	S	O	L	O	C	
A	R	T	E	P		A	Z	A	R	T	A	C	L	A
	O		M	A	C	H	U	P	I	C	C	H	U
	B				G								
S	D	I	M	A	R	Y	P		N				
		E	R	V	U	O	L	I			R		
	T	A	W	R	O	K	G	N	A	K	O		
			B	S	E	I	K	C	O	R			
F	E	E	R	R	E	I	R	R	A	B	K	U	
N	O	Y	N	A	C	D	N	A	R	G		Y		B
		B	O	N	D	I	F	L	A	M	A		U
R	E	W	O	T	L	E	F	F	I	E			R
T	A	J	M	A	H	A	L					J	
C	E	N	T	R	A	L	P	A	R	K			
	Y	E	L	L	O	W	S	T	O	N	E		

RV
Puzzle # 25

```
    B G R A Y T A N K
    K L A N O I T A E R C E R
      C A R E W O P E R O H S
        O C W O R K A M P E R
        D K     T E S N E G
B A S E M E N T     C   R
W C     S   O A   O   O
N   H     R R O N C   A
G I W J A C K O E B K   D
N   O   S     O V P   S
E G I   D   S     D I   C
D   I P   R   I     T F H
  I   R M   U   S     U O
    L   A   O     D A O T
    S     C   F       L
```

TEXAS
Puzzle # 26

```
        E D N A R G O I R     G
S D R I B G N I K C O M A
    R   A   N             L S
P   E L T   I       G V P
E   E G L S   T     U E A
C   L N E E S S     L S C
A O F   T A W N A U   F T E
N   S O   T R L O L A C O C
O     A R M A D I L L O N E
  T   P T   C   O A A   N
    S   L W   O   M S D T
      U   E O   W O T   E
L O N G H O R N R   B     R
        H       T   O C A W
O I N O T N A N A S H   Y
```

CAMPING
Puzzle # 27

```
E R O M S
  G N I M M I W S B
      D     S S A P M O C
      B A R B E C U E
        R L   K A
          I P T N E T
L L B U G S P R A Y   O
A A   K E R   C R     E
  N O G N R I K   T
  T C N I I A
D O O W E R I F F H
    R A H E P C
  G     N H S   M
  R E L O O C I M A P
G A B G N I P E E L S F   C
```

CRUISE II
Puzzle # 28

```
    E K A W
    G C
    A   E
    P N   W D
  D O G     O O
    R W     B D       S
    T A   P       I     T
    Y W T I       L   A
        R F H       R
        O A S       B
        F T D     O
        E R I   A
        R   I M R
        N   U D
            M
```

LANGUAGES
Puzzle # 29

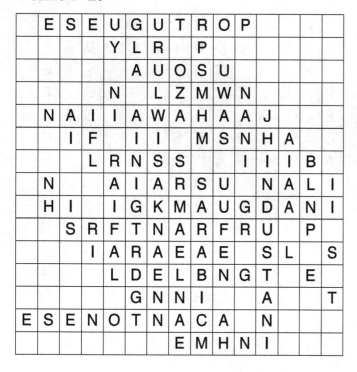

```
E S E U G U T R O P
    Y L R   P
      A U O S U
    N   L Z M W N
N A I I A W A H A A J
  I F   I I   M S N H A
    L R N S S     I I I B
  N   A I A R S U N A L I
  H I   I G K M A U G D A N I
    S R F T N A R F R U   P
      I A R A E A E   S L S
        L D E L B N G T   E
          G N N I     A     T
E S E N O T N A C A   N
          E M H N I
```

SIGHTSEEING
Puzzle # 30

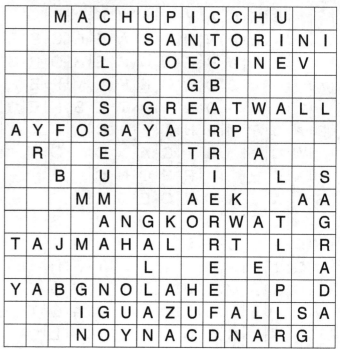

```
      M A C H U P I C C H U
        O   S A N T O R I N I I
        L   O E C I N E V
        O     G B
        S   G R E A T W A L L
A Y F O S A Y A   R P
  R     E       T R     A
    B   U           I     L     S
      M M       A E K       A   A
        A N G K O R W A T
T A J M A H A L   R T     L     R
          L       E     E       A
Y A B G N O L A H E       P     D
        I G U A Z U F A L L S A
        N O Y N A C D N A R G
```

LAKES
Puzzle # 31

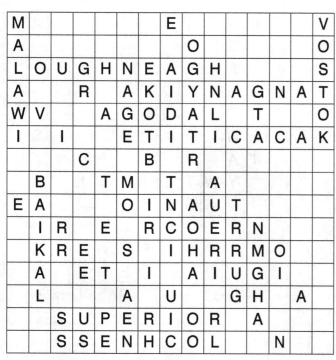

```
M           E               V
A             O             O
L O U G H N E A G H         S
A     R   A K I Y N A G N A T
W V     A G O D A L   T     O
I   I     E T I T I C A C A K
      C     B   R
  B     T M   T     A
E A       O I N A U T
  I R   E   R C O E R N
  K R E   S   I H R R M O
  A   E T   I   A I U G I
  L       A   U     G H     A
    S U P E R I O R     A
    S S E N H C O L       N
```

WINTER HOLIDAY
Puzzle # 32

```
    E D I R U L L E T
L O R Y T     C Z E R M A T T
  E       S     H O
    V       N   A K   J
F I M E I N A V O R M E A
T F     H   V     W   O S
R N     C N E     M T N I
E   A     R O R     A A I N
M   B B     U T B   H S   X
B Z T I R O M   O N I O   S
L   S         C A E
A L A K E L O U I S E   R
N   O G A T L I N B U R G
T   O V O R O P M A P
    W H I S T L E R
```

91

INDIA
Puzzle # 33

```
.  I  S  A  N  A  R  A  V  .  .  H
M  .  .  Y  .  H  .  I  .  .  .  A
Y  .  .  .  T  M  A  H  A  D  O  H  I  W
S  .  .  .  I  .  R  .  B  .  .  A
O  T  .  .  .  C  .  M  .  M  .  M
R  R  .  .  .  .  N  .  A  .  U  .  A
E  L  L  O  R  A  C  A  V  E  S  N  .  M  H
.  P  .  .  F  .  .  T  .  D  .  D  A
.  E  A  G  R  A  F  O  R  T  L  .  I  L
.  R  .  .  E  .  .  .  O  .  O  R
.  I  .  L  A  H  A  M  J  A  T  F  G
.  Y  .  .  .  .  A  O  G  .  D  .
.  A  .  H  R  A  G  N  A  R  H  E  M  E
.  R  .  .  .  .  .  .  .  .  .  R
```

EUROPEAN ATTRACTIONS
Puzzle # 34

```
E  N  I  T  S  I  S
.  .  .  B  U  C  K  I  N  G  H  A  M
.  .  H  G  O  G  N  A  V  F
.  R  S  .  .  .  .  V  L  .  .  S
N  A  I  .  .  A  .  E  .  A  .  A
O  L  C  A  L  .  .  C  N  .  .  M  G
T  .  O  .  Z  O  K  .  I  .  S  .  A  R
R  .  L  U  .  A  P  N  .  C  L  .  P  A
E  .  O  E  V  .  B  O  A  E  .  I  .  L  D
D  .  A  S  .  F  R  .  .  R  R  .  S  A
A  .  S  .  .  F  E  .  .  C  F  .  A
M  .  E  I  .  .  I  .  .  .  A  E  .  B
E  .  U  .  P  T  R  E  V  I  .  .  N
.  .  M  S  E  L  L  I  A  S  R  E  V  N
.  .  S  T  O  N  E  H  E  N  G  E  .  A
```

ASIAN ATTRACTIONS
Puzzle # 35

```
.  .  .  D  N  A  L  Y  E  N  S  I  D
K  E  N  T  I  N  G  R  E  A  T  W  A  L  L
.  .  .  K  I  N  K  A  K  U  J  I
T  O  L  H  A  N  A  T  .  .  .  O
S  A  .  B  .  .  .  .  .  .  .  C
T  A  W  O  .  .  T  .  .  A  R  T  E  P
E  T  N  R  N  L  A  R  T  N  E  C  Y  A  B
R  A  .  O  O  E  .  O  .  .  .  .  N
R  J  .  B  R  K  D  .  F  .  .  .  P
A  M  .  U  T  G  D  .  J  R  U  B  A
C  A  .  D  .  E  N  I  .  .  E  .  R
O  H  .  U  .  .  P  A  B  .  M  K
T  A  .  R  .  S  K  Y  T  R  E  E  A
T  L  .  A  R  E  D  U  Z  I  M  O  Y  I  K
A  .  .  .  .  .  .  .  .  .  F
```

LUGGAGE
Puzzle # 36

```
.  W  .  .  .  .  .  .  G
.  .  H  .  .  .  .  .  A
.  .  .  E  .  .  P  O  C  K  E  T
.  T  .  .  E  .  E  L  D  N  A  H  .  R
.  .  H  .  D  L  D  U  F  F  L  E  .  A
.  R  .  G  .  N  O  Y  R  R  A  C  .  V
.  .  E  .  I  E  E  C  .  Y  E  K  .  E
R  .  .  P  E  D  T  K  .  .  O  .  L
E  .  .  P  .  W  I  X  .  .  N  .  P
.  L  .  .  I  .  R  S  E  .  .  .  R
.  L  .  .  Z  .  E  D  .  .  .  O
E  T  I  N  O  S  M  A  S  V  R
R  E  T  S  I  R  U  O  T  .  O  A
.  .  .  .  .  .  .  .  .  H
```

MEXICO
Puzzle # 37

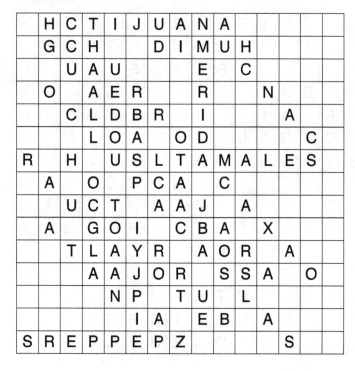

```
    H  C  T  I  J  U  A  N  A
    G  C  H        D  I  M  U  H
       U  A  U              E  C
    O     A  E  R     R        N
       C  L  D  B  R     I        A
          L  O  A     O  D           C
 R  H  U  S  L  T  A  M  A  L  E  S
    A     O  P  C  A     C
       U  C  T     A  A  J     A
    A     G  O  I     C  B  A     X
       T  L  A  Y  R     A  O  R     A
       A  A  J  O  R        S  S  A     O
          N     P     T  U  L
             I     A     E  B     A
 S  R  E  P  P  E  P  Z           S
```

CRUISE III
Puzzle # 38

```
                      Y
 S  E  A  D  A  Y        A
    D        R              W
       R  P  L  A  N  N  E  R  A
       A     R  C              L
          O     E  E              I
 S        B        T  S              A
 T  C  I  D  D  A  E  S  I  U  R  C     S
 E     R              L     U  U
 W     I           B  L     M  R
 A     L           U  A           C
 R     L           F
 D                 F
 N  O  I  T  A  K  R  A  B  M  E
 T  O  W  E  L  A  N  I  M  A  L  T
```

RIVER CRUISE LINES
Puzzle # 39

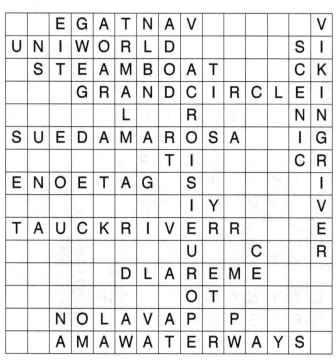

```
    E  G  A  T  N  A  V              V
 U  N  I  W  O  R  L  D           S  I
    S  T  E  A  M  B  O  A  T        C  K
       G  R  A  N  D  C  I  R  C  L  E  I
             L why     R              N  N
 S  U  E  D  A  M  A  R  O  S  A        I  G
                T     I                 C  R
 E  N  O  E  T  A  G     S                 I
                      I  Y                 V
 T  A  U  C  K  R  I  V  E  R  R           E
                      U        C           R
          D  L  A  R  E  M  E
                O  T
    N  O  L  A  V  A  P     P
    A  M  A  W  A  T  E  R  W  A  Y  S
```

ENGLAND
Puzzle # 40

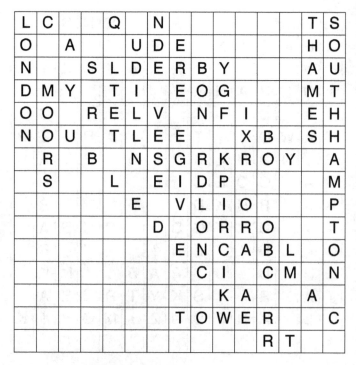

```
 L  C        Q     N              T  S
 O     A        U  D  E           H  O
 N        S  L  D  E  R  B  Y     A  U
 D  M  Y     T  I     E  O  G     M  T
 O  O     R  E  L  V     N  F  I     E  H
 N  O  U     T  L  E  E        X  B  S  H
    R     B     N  S  G  R  K  R  O  Y  A
    S        L     E  I  D  P        M
             E     V  L  I  O        P
                D     O  R  R  O     T
                   E  N  C  A  B  L  O
                      C  I     C  M  N
                         K  A        A
                   T  O  W  E  R     C
                            R  T
```

93

RIVER CRUISES
Puzzle # 41

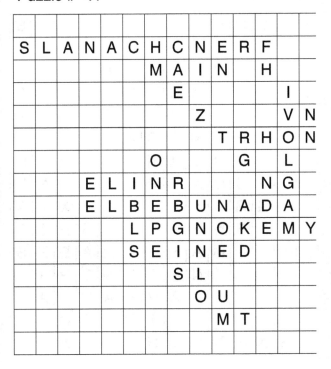

S	L	A	N	A	C	H	C	N	E	R	F	
				M	A	I	N		H			
				E				I				
				Z			V	N				
					T	R	H	O	N			
			O			G		L				
	E	L	I	N	R			N	G			
	E	L	B	E	B	U	N	A	D	A		
		L	P	G	N	O	K	E	M	Y		
		S	E	I	N	E	D					
			S	L								
			O	U								
			M	T								

CALIFORNIA
Puzzle # 42

		S	A	C	R	A	M	E	N	T	O		
	S	A	E	R	D	N	A	N	A	S		M	
S	L		N	D	L	D	O	O	W	Y	L	L	O	H
A	O			I	N	E	O				J	
N	N	M		A	A	G	O			A	S	
F	G		I		T	L	N	W		V	E	
R	B	R		E		H	N	Y	A	D	E	Q
A	E		I		H	V	S	U	E	S	E	U
N	A			Z		A		U	O	N	O	R	O
C	C			Z	L	N		R	M	S	L	I
I	H			L		A		D	I	A
S				E	Y		L	D
C				Y		S	A	N	J	O	S	E
O	G	E	I	D	N	A	S	U	R	F	I	N	G
N	A	E	C	O	C	I	F	I	C	A	P

COUNTRYSIDE
Puzzle # 43

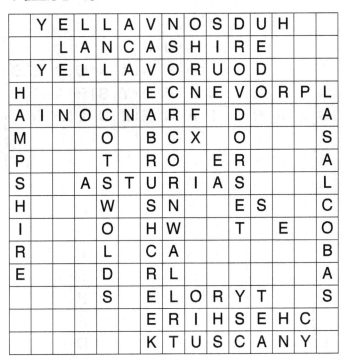

	Y	E	L	L	A	V	N	O	S	D	U	H	
	L	A	N	C	A	S	H	I	R	E		
	Y	E	L	L	A	V	O	R	U	O	D	
H			E	C	N	E	V	O	R	P	L
A	I	N	O	C	N	A	R	F		D		A
M		O		B	C	X		O			S
P		T		R	O		E	R		A
S		A	S	T	U	R	I	A	S	L
H		W		S	N		E	S	C
I		O		H	W		T	E	O
R		L		C	A		B
E		D		R	L	A
		S		E	L	O	R	Y	T	S
			E	R	I	H	S	E	H	C
			K	T	U	S	C	A	N	Y

EUROPE
Puzzle # 44

A					D	E	N	M	A	R	K		H
B	U	L	G	A	R	I	A	D				U
		S				I	N			N
		T			D	N	A		G
E	C	N	A	R	F		M	N	A	L	A
D	N	A	L	N	I	F	N	U	A	M	E	R
C	R	O	A	T	I	A	Y	I	I	L	O	R	Y
P	Y		Y		L	A	G	O	R	I
	O	P		N	L	A	P	L	P
	S	R	R	A	I	N	O	T	S	E
	W	T	U	T	M	I	B
	E	U	S	V	G	R	E	E	C	E
	D	G	I	E
	E	A	G
	N	E	T	H	E	R	L	A	N	D	S

CENTRAL AMERICA
Puzzle # 45

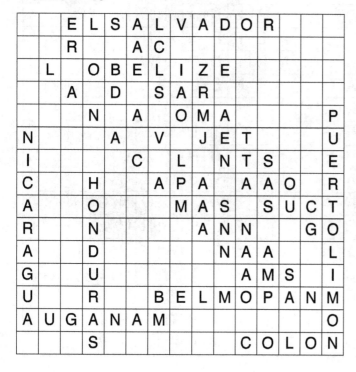

```
    E L S A L V A D O R
    R   A C
L   O B E L I Z E
  A   D   S A R
    N A   O M A       P
N     A   V   J E T   U
I     C   L   N T S   E
C   H   A P A   A A O R
A   O     M A S   S U C T
R   N       A N N     G O
A   D       N A A     L
G   U         A M S   I
U   R   B E L M O P A N M
A U G A N A M         O
    S       C O L O N
```

HIGHWAYS
Puzzle # 46

```
      F U R K A P A S S       S
        T       U N         T
T K L   E N   T   A         E
  S A I   E A X   O   H     L
S A   E A   F E I   B     V
C S   O P R M A C S   A   I
E A   C S T A H O Y   H   O
N   P S C N T R L T T   N P
I   N G A I A O O E A X   A
C   E N E F M B K B E I   S
B   M A S I P A A E R   S
Y     N T R C A C R J G
W     A H E A H   A
A       I O V P C   K
Y S A G N U Y H T R O N
```

AIRPORTS
Puzzle # 47

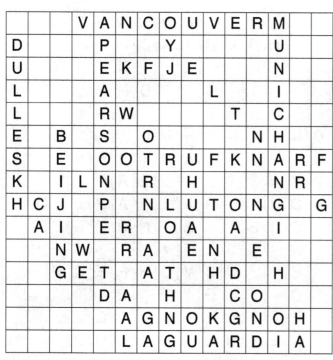

```
      V A N C O U V E R M
D     P     Y       U
U     E K F J E     N
L     A       L     I
L     R W       T   C
E B   S O         N H
S E   O O T R U F K N A R F
K I L N   R   H       N R
H C J P   N L U T O N G   G
  A I E R   O A   A   I
  N W R A   E N   E
    G E T   A   H D   H
      D A   H     C O
      A G N O K G N O H
      L A G U A R D I A
```

US ATTRACTIONS
Puzzle # 48

```
M A N H A T T A N
N E R O M H S U R
I O       Y   D E R A N O D E S
A   Y K E N N E D Y S P A C E
G D K N E T A G N E D L O G
A E I L A Y   C A
R E D S A C S D E E
A Y C R N W D   E C U C
F O   A E E R N   N Y A
A S     L V Y E A   A R L
L E     P A W V R   L B I
L M     E S O I G S I   K
S I       K E R R B
T         I M L A
V E G A S S T R I P   D
```

RENTAL CAR
Puzzle # 49

	L									
	O		O							
	C			M		S	H	L	O	M	O
M	A	E	R	D	A	N	A	C		
T	L		E	A		L				Z
H	I		D		C		A	V	I	S	E	N		O
R	Z		S	B		S				N	A	E	O
I	A		P	U			E				T	T	U	M
F			O	D				L			E	I	R	C
T			T	G	Z				Y		R	O	O	A
Y			I	E		T	X	I	S	M	P	N	P	R
			L	T	N	E	R	N	O	Z	R	A	C
			D				E				I	L	A
			E					H		S		R
			N				S	H	A	R	E	N	O	W

PLANES
Puzzle # 50

				M								
G			A	A		L	E	A	R	J	E	T
	N			M	N	E						R
		I	J		P	R	S	R				I
		E	A	H		E	S	T				S
		L	T	O	I		A	E	S			T
T		A		B	R			R	C	F		A
U			N	I		B			B		L	R
R	J	U	M	B	O			U		M		U
B			H	U	I			S		E		G
O			O	S		G						
P				G	A	S	E	A	P	L	A	N	E
R				R	D		R					
O		R	E	I	D	R	A	B	M	O	B	
P		D	E	E	H	K	C	O	L			

TRAIN STATIONS
Puzzle # 51

	A	N	T	W	E	R	P				
		T	R	O	P	R	I	A	N	O	Y	L
		H	C	O	J	U	A	R	F	G	N	U	J
G	R	A	N	D	C	E	N	T	R	A	L	N
	N	I	H	A	U	H					I	H
D	U	N	E	D	I	N	A				O	U
	K	I	N	G	S	C	R	O	S	S		N	N
		S	A	R	C	N	A	P	T	S			G
		T	A	N	G	G	U	L	A				E
R	U	P	M	U	L	A	L	A	U	K			R
													B
	A	M	S	T	E	R	D	A	M	P	L	U	Z
K	A	N	A	Z	A	W	A				E	R
											N	G
V	I	C	T	O	R	I	A				N

CANADIAN ATTRACTIONS
Puzzle # 52

	L	S	L	L	A	F	A	R	A	G	A	I	N	O
	A			E	N	R	O	M	S	O	R	G		L
	K		B	U	T	C	H	A	R	T				D
	E		A		E	O	K	A	N	A	G	A	N	M
N	L		N	L		D	H	O	N	I	F	O	T	O
P	O		F		G		E	S						N
E	U	T	F			O		P	S					T
G	I	R	E	W	O	T	N	C	M	E				R
G	S	O		R				Q		A	R			E
Y	E	C		O	B	Y	D	N	U	F	T	P		A
S		K		T		E				I		S	M	L
C		I		T			P				N			E
O		E		A			C	A	P	I	L	A	N	O
V		S		W					C				
E	M	O	R	A	I	N	E	L	A	K	E		

96

USA
Puzzle # 53

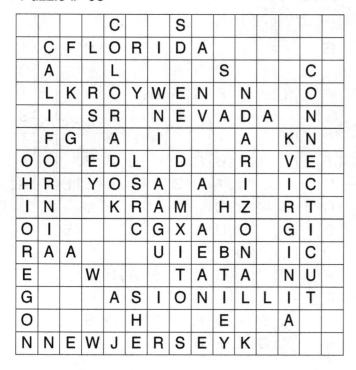

```
    C   S
  C F L O R I D A
  A   L     S       C
  L K R O Y W E N   N   O
  I   S R   N E V A D A   N
  F G   A   I     A   K N
O O   E D L   D   R   V E
H R   Y O S A   A   I   I C
I N     K R A M   H Z   R T
O I     C G X A   O   G I
R A A       U I E B N   I C
E   W     T A T A   N U
G     A S I O N I L L I T
O     H       E     A
N N E W J E R S E Y K
```

CANADIAN CITIES
Puzzle # 54

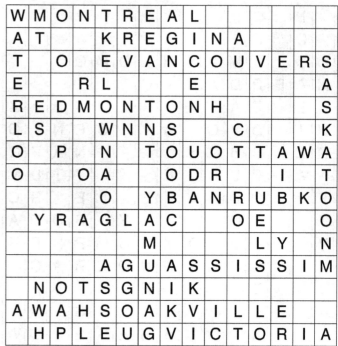

```
W M O N T R E A L
A T     K R E G I N A
T   O   E V A N C O U V E R S
E     R L       E           A
R E D M O N T O N H         S
L S     W N N S   C       K
O   P   N   T O U O T T A W A
O   O A     O D R     I T
      O   Y B A N R U B K O
  Y R A G L A C     O E   O
        M         L Y   N
    A G U A S S I S S I M
  N O T S G N I K
A W A H S O A K V I L L E
H P L E U G V I C T O R I A
```

LANDMARKS
Puzzle # 55

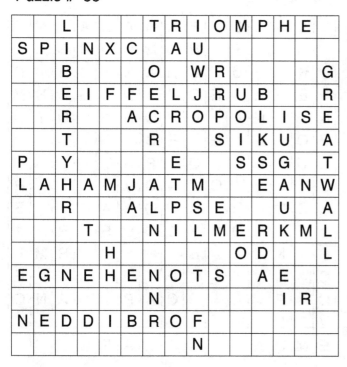

```
    L       T R I O M P H E
S P I N X C   A U
    B     O   W R           G
    E I F F E L J R U B     R
    R     A C R O P O L I S E
    T     R     S I K U     A
P   Y     E     S S G       T
L A H A M J A T M     E A N W
    R     A L P S E     U   A
      T     N I L M E R K M L
        H         O D       L
E G N E H E N O T S   A E
          N             I R
N E D D I B R O F
            N
```

CRUISE LINES
Puzzle # 56

```
G N N       P R I N C E S S
  N R O     Y   A
H M I U D N C T   I
A   H K O I A A I T N E G E R
P S   A I B E I R R   A
A I     R V A S G N B   E
G L   C   G D E O E I E   C
L V A R     E R S P W V L   O
L E   Y A   A Z A M A R A E
O R   S O T   D N   T O L C
Y S   T   R S   I   U   S N O
D E   A C   D S     C   O
  A A L A S K A N             C
        M   E I
        Y   W
```

AMERICAN CITIES
Puzzle # 57

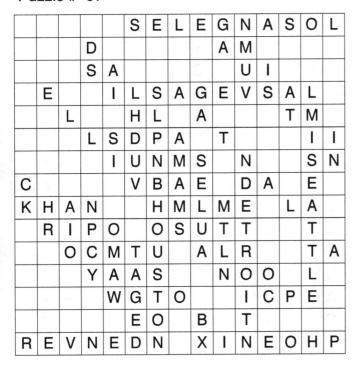

```
        S E L E G N A S O L
    D           A M
    S A         U I
  E     I L S A G E V S A L
    L     H L   A     T M
  L S D P A   T       I I
    I U N M S   N     S N
C     V B A E   D A   E
K H A N   H M L M E   L A
R I P O   O S U T T   T
  O C M T U   A L R   T A
  Y A A S     N O O   L
    W G T O     I C P E
      E O   B   T
R E V N E D N   X I N E O H P
```

CHINA
Puzzle # 58

```
E   S A D O G A P E E R H T
M T     G W
K   O     R E   Y A N G T Z E
R   U L L E S A           Z
A   A   N F O A T L       H
G T   P   T D N T L A     A
N T   N   T E G W A T     N
    A O   A   A E J A K O G
N     U C R E V I R I L E P J
  E     H A W C M     I L U I
    M     T R U O O   J   D A
      G     N R D   G I   O J
        N     U E A   A   N I
S U Z H O U     O T N N O G E
    S H I L I N M     G
```

CURRENCIES
Puzzle # 59

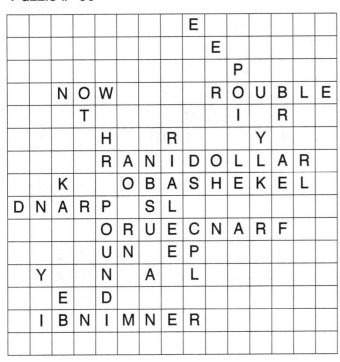

```
                  E
                    E
                      P
    N O W         R O U B L E
      T             I   R
        H     R       Y
        R A N I D O L L A R
    K     O B A S H E K E L
D N A R P   S L
        O R U E C N A R F
        U N   E P
  Y     N   A   L
    E   D
    I B N I M N E R
```

MUSEUMS
Puzzle # 60

```
              N A C I T A V
  V I C T O R I A
            G I
  K       E U L A N O I T A N
  I       G   H         S
  M T O K U G A W A G     M
  B H     E   T     N     I
  E   S   N     I     A   T
  L     I H         M   H H
A L B E R T E L O U V R E   S
S I U H S T I R U A M   E   O
        M R         H N
          B         I
  N A T I L O P O R T E M   A
  M O D E R N A R T         N
```

TRAVEL AGENTS
Puzzle # 61

```
  E           N           T W
Z   R       O   I       R O
  T   T       J G   L       A R
  R   I   N   H T A   R     V L
  A     B     E D C B V   A   E D
  V       R H C W S   I   M L T
  E         O   T G O   R   O R
  L         T     H N R   T C A
  E E       W       G I F   I V
  D   X     I A       I K   T E
  G     P R     G G     L O Y L
  E         E       E T     F O
          A D E L M A N       B
H O G G R O B I N S O N
L A T R O P E R A F
```

NEW YORK
Puzzle # 62

```
            W A L L S T R E E T
        L     Y H W     N
E M P I R E S T A T E E
        C       G K R R C   E
T M       E     B A F E L       U
I A         N   R B J B E     C Q
M N           T   I R     I M H
E H             R G D O   L E
S A I D R A U G A L G N     E
S T F     A Z Z I P L     E X S
Q T   E           P   P       E
U A   B R O O K L Y N A     C
A N       R     E       R A
R             Y A W B U S     K
E D N A L S I N E T A T S E
```

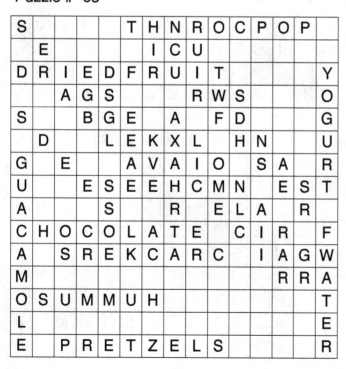

TRAVEL SNACKS
Puzzle # 63

```
S           T H N R O C P O P
  E           I C U
D R I E D F R U I T           Y
    A G S       R W S         O
S     B G E   A   F D         G
  D     L E K X L   H N       U
G   E     A V A I O   S A     R
U     E S E E H C M N   E S T
A       S   R   E L A   R
C H O C O L A T E   C I R     F
A   S R E K C A R C   I A G W
M                 R R A
O S U M M U H               T
L                         E
E   P R E T Z E L S         R
```

SUBWAY
Puzzle # 64

```
      L
        I           E
          A         B T
  U       R         U
  N     R N   D       N T
  D     E O   R       N
  E         G I   I   E
  R       M S N T   H L
O G O     R K E A   T
S R E T U M M O C S T
  O T M A P     F A S S
  U I E   V       T R A
  N L   M   E       A T P
  D E       L         L
    S         E         P
```

ROAD TRIP
Puzzle # 65

```
. . . C A R . . . . . . S .
. S E S S A L G N U S . P .
S . O H . . . . . . . . E .
N . T I R E . . . . . . E .
A O . G D . T O L L . . D .
C I . H . A . L . . . . L .
K . T W . . R . E . . I R
S . D R A O B L L I B . M O
. . . Y T . . . . T . I U
. . . . S . M . . A T T
. Y R E N E C S . C O F F E E
. . . . M A P . T . . S
C I F F A R T . . G . E .
N O I T A C A V . . . L .
. . . . . P O T S T I P
```

CRUISE PORTS
Puzzle # 66

```
. R . O U T I S L A N D S .
A . O . . . M . . . . . . .
. I P A . . . U A S S A N .
. J H ' T . . E C I N E V .
. E I C . A . . . M . . . .
. J L . C S N A E L R O W E N
S U I . O E V E R G L A D E S
H I P . Z V . S A N J U A N
A S S . U G A L V E S T O N
N L B . M N W O T E G R O E G
G A U . E . E L L I E S R A M
H N R . L . C A N A V E R A L
A D G . . S U E A R I P .
I Y A B O G E T N O M . C .
. B A R C E L O N A . . . .
```

CUBA
Puzzle # 67

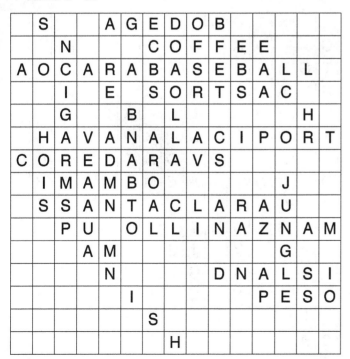

```
. S . . A G E D O B . . .
. . N . . C O F F E E . .
A O C A R A B A S E B A L L
. . I . E . S O R T S A C .
. . G . B . L . . . . H .
. H A V A N A L A C I P O R T
C O R E D A R A V S . . .
. I M A M B O . . . J .
. S S A N T A C L A R A U .
. P U . O L L I N A Z N A M
. . A M . . . . . G . .
. . N . . . D N A L S I .
. . . I . . . P E S O .
. . . S . . . . . . .
. . . H . . . . . . .
```

AIRLINES
Puzzle # 68

```
. A . A M E R I C A N . . .
. E I T . . O . O . . .
. A I R C A N A D A P . .
W G . C O . S . N . A .
E . N H E M . N . P O R T E R
S A . I . U E . A . C .
T . C N W . R X B R I T I S H
J E . A . N . O I . T . W
E . A . T U Q W C . R . I
T . S M L K S A I O . I Z
. . Y . E . T N . A Z
. . . J . D . A G . A
E U L B T E J . . R S . I
A S N A H T F U L . . R
. R I A D N A L E C I .
```

100

LAS VEGAS
Puzzle # 69

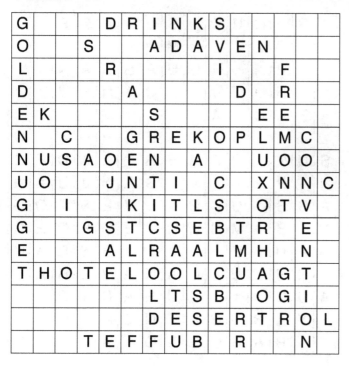

G			D	R	I	N	K	S					
O		S			A	D	A	V	E	N			
L		R				I			F				
D			A				D		R				
E	K			S				E	E				
N		C		G	R	E	K	O	P	L	M	C	
N	U	S	A	O	E	N		A		U	O	O	
U	O		J	N	T	I		C		X	N	N	C
G		I		K	I	T	L	S		O	T	V	
G		G	S	T	C	S	E	B	T	R		E	
E			A	L	R	A	A	L	M	H		N	
T	H	O	T	E	L	O	O	L	C	U	A	G	T
				L	T	S	B		O	G	I		
			D	E	S	E	R	T	R	O	L		
		T	E	F	F	U	B		R			N	

TAXI
Puzzle # 70

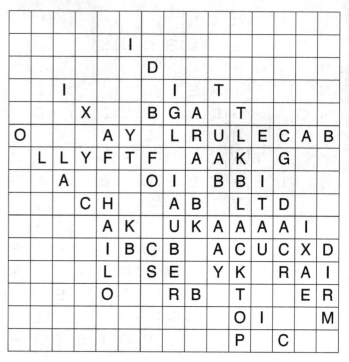

					I									
						D								
		I					I		T					
			X			B	G	A		T				
O				A	Y		L	R	U	L	E	C	A	B
	L	L	Y	F	T	F		A	A	K		G		
		A				O	I		B	B	I			
		C	H			A	B		L	T	D			
		A	K		U	K	A	A	A	A	I			
		I	B	C	B		A	C	U	C	X	D		
		L		S	E		Y	K		R	A	I		
		O		R	B		T			E	R			
						O	I				M			
					P		C							

AUSTRALIAN ATTRACTIONS
Puzzle # 71

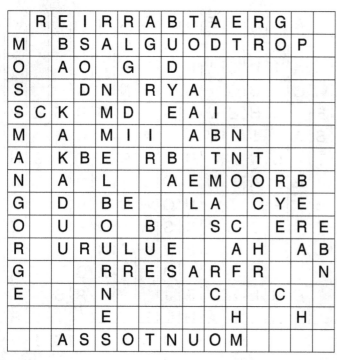

	R	E	I	R	R	A	B	T	A	E	R	G	
M		B	S	A	L	G	U	O	D	T	R	O	P
O	A	O		G		D							
S			D	N		R	Y	A					
S	C	K		M	D		E	A	I				
M	A		M	I	I		A	B	N				
A	K	B	E		R	B		T	N	T			
N	A	L			A	E	M	O	O	R	B		
G	D	B	E			L	A		C	Y	E		
O	U	O		B			S	C		E	R	E	
R	U	R	U	L	U	E			A	H		A	B
G		R	R	E	S	A	R	F	R		N		
E			N				C		C				
		E				H		H					
	A	S	S	O	T	N	U	O	M				

CARIBBEAN
Puzzle # 72

	A	T		G									
O		I	A		R								
T	G	B		C	R		E						
R		A	E		U	R		N					
I		R	B	L		L	E		A				
N		B		O	I	D	T	S		D			
I		A			T	Z	O	N	T		I		G
D		D	N			A	E	M	I	N		N	R
A		O		G		N			I	A	O		E
D		S		U	U	T				N	S	M	N	S
		Y			I	J	A	M	A	I	C	A	
		A			G	L				C	D		
		N		U		L				A			
		A			A		A						
S	A	I	N	T	V	I	N	C	E	N	T		

TRAIN II
Puzzle # 73

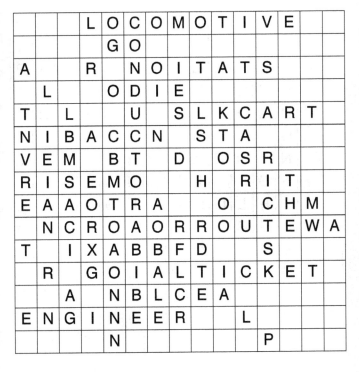

```
      L O C O M O T I V E
          G O
A     R   N O I T A T S
  L       O D I E
T   L     U   S L K C A R T
N I B A C C N     S T A
V E M   B T   D     O S R
R I S E M O     H     R I T
E A A O T R A     O     C H M
  N C R O A O R R O U T E W A
T   I X A B B F D     S
  R   G O I A L T I C K E T
    A   N B L C E A
E N G I N E E R       L
          N           P
```

CANADA
Puzzle # 74

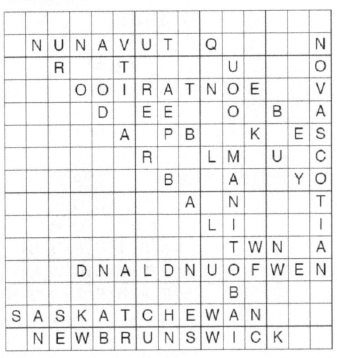

```
  N U N A V U T     Q           N
      R     T         U         O
        O O I R A T N O E       V
        D   E E     O   B       A
          A   P B       K   E   S
          R     L M       U     C
            B     A         Y   O
              A   N             T
                  L I           I
                    T W N       A
        D N A L D N U O F W E N
                    B
S A S K A T C H E W A N
  N E W B R U N S W I C K
```

INFLIGHT MAGAZINES
Puzzle # 75

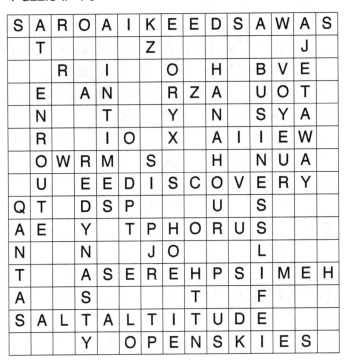

```
S A R O A I K E E D S A W A S
  T       Z               J
    R   I     O   H   B V E
  E   A N     R Z A   U O T
  N     T     Y   N   S Y A
  R     I O   X   A I I E W
  O W R M   S     H   N U A
  U   E E D I S C O V E R Y
Q T   D S P       U   S
A E   Y   T P H O R U S
N     N   J O         L
T     A S E R E H P S I M E H
A     S       T     F
S A L T A L T I T U D E
      Y   O P E N S K I E S
```

LOCAL TRANSPORT
Puzzle # 76

```
              D
    A L O D N O G
R           U R       S U B
  E N       B   T C       I
    T I     L     E A     C
  M   O A   E B U T M M   Y
R   A   O R   D         E C
  I   R A C T E E R T S     L
T   C   T   S C A R R I A G E
U     K Y E N K C A H
K     S   F E R R Y
T       H   R
U       A
K       Y A W B U S
```

TRAVEL ESSENTIALS
Puzzle # 77

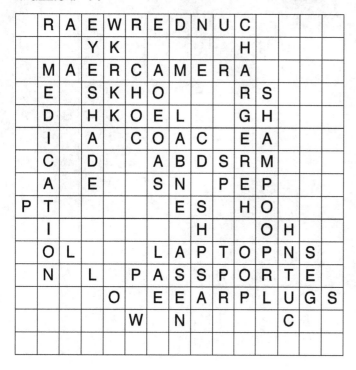

```
R A E W R E D N U C         C
  Y K               H
M A E R C A M E R A     A
E   S K H O           R S
D   H K O E L         G H
I   A   C O A C       E A
C   D     A B D S R M
A   E     S N   P E P
P T       E S   H O
I         H     O H
O L       L A P T O P N S
N   L   P A S S P O R T E
      O   E E A R P L U G S
        W   N       C
```

WORLD CITIES
Puzzle # 78

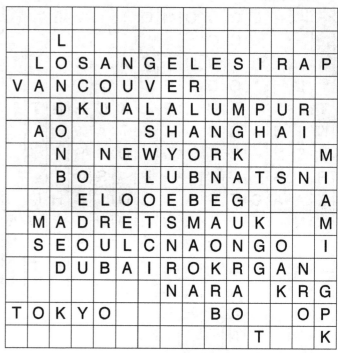

```
        L
  L O S A N G E L E S I R A P
V A N C O U V E R
  A O       D K U A L A L U M P U R
  N   O       S H A N G H A I
  B O   N E W Y O R K         M
  E L   L U B N A T S N I     I
      O O E B E G             A
M A D R E T S M A U K         M
S E O U L C N A O N G O       I
D U B A I R O K R G A N
        N A R A     K R G
T O K Y O       B O       O P
              T         K
```

ITALY
Puzzle # 79

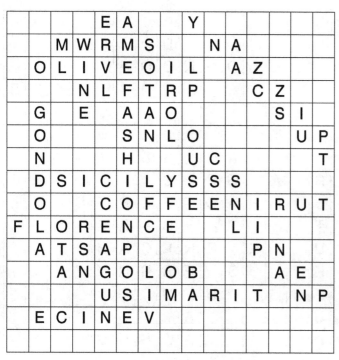

```
      E A       Y
  M W R M S       N A
O L I V E O I L     A Z
    N L F T R P       C Z
  G E   A A O           S I
O     S N L O             U P
N     H     U C             T
D S I C I L Y S S S
O   C O F F E E N I R U T
F L O R E N C E       L I
  A T S A P             P N
    A N G O L O B       A E
      U S I M A R I T   N P
  E C I N E V
```

AUSTRALIA
Puzzle # 80

```
        E L T S A C W E N
  D A R W I N B A G N O D O W
  T S A O C L A R T N E C
G O         T B U N B U R Y
M N G       A   H     S
W E O I     R U     I   H   T
O   L L D     R       R O   O
L   D B E N   S E       B   W
L   C O E E T N B       A   N
O   O   U G B   R N     R   S
N   A   H T R E P     I A T V
G   S     Y E N D Y S A C   I
O   T E D I A L E D A     C L
N       T A R A L L A B L
G     T O O W O O M B A     E
```